陈修园医学丛书

# 神农本草经读
# 十药神书注解

清·陈修园　撰

俞宜年　林慧光　校注

中国中医药出版社
·北京·

图书在版编目（CIP）数据

神农本草经读　十药神书注解/（清）陈修园撰；俞宜年，林慧光校注．—北京：中国中医药出版社，2016.5（2022.6 重印）
（陈修园医学丛书）
ISBN 978-7-5132-2356-0

Ⅰ.①神…　Ⅱ.①陈…②宜…③林…　Ⅲ.①《神农本草经》—注释②《十药神书》—注释③肺结核—方书—中国—元代
Ⅳ.①R281.2　②R289.347

中国版本图书馆 CIP 数据核字（2015）第 039417 号


中 国 中 医 药 出 版 社 出 版
北京经济技术开发区科创十三街31号院二区8号楼
邮政编码　100176
传真　010-66405721
山东润声印务有限公司印刷
各地新华书店经销
＊
开本 880×1230　1/32　印张 5　字数 86 千字
2016 年 5 月第 1 版　2022 年 6 月第 5 次印刷
书　号　ISBN 978-7-5132-2356-0
＊
定价　19.00 元
网址　www.cptcm.com

服 务 热 线　010-64405510
购 书 热 线　010-89535836
微信服务号　zgzyycbs
微商城网址　https://kdt.im/LIdUGr
官 方 微 博　http://e.weibo.com/cptcm
天猫旗舰店网址　https://zgzyycbs.tmall.com

# 前　言

陈念祖，字修园、良友，号慎修，福建省长乐县江田乡溪眉村人。生于清乾隆十八年（1753），卒于清道光三年（1823），终年七十岁。是清代著名医学家、教育家。

陈修园早年丧父，家境贫寒。幼时从祖父陈居廊（字天弼）读经史，兼习医学。嘉庆六年（1801）涉足仕途，最初到直隶保阳（今保定市）供职。历任河北省磁县、枣强县和威县知县、同知。嘉庆二十二年（1817）又升任直隶州知州，次年代理正定府知府。陈氏在涉足仕途的十几载光景里，以张仲景为榜样，究心民瘼，政绩显著，且念念不忘济世救人，亦官亦医。嘉庆二十四年（1819），陈修园因年老告归，时年66岁。归闽后，致力于医学，在福州的嵩山井上草堂，一面讲学，一面伏案著书，孜孜不倦。老骥伏枥，志在千里，终以医名流芳于后世。

陈修园的一生孜孜不倦，从事医学知识普及工作，业经肯定的著作有《南雅堂医书全集》（即《陈修园医书十六种》）。《南雅堂医书全集》是清代优秀中医药丛书之一，包括《灵素节要浅注》《金匮要略浅注》《金匮方歌括》《伤寒论浅注》《长沙方歌括》《医学实在易》《医学从众录》《女科要旨》《神农本草经读》《医学三字经》《时方妙用》《时方歌括》《景岳新方砭》《伤寒真方歌括》《伤寒医诀串解》《十药神书注解》十六种。其内容丰富，包括中医经典著作注解、基础理论、诊断学、方药学以及临床各科治疗学。其文字质朴洗炼，畅达优美，深入浅出，从博返约，切于实用。200多年来流传广泛，影响深远，是中医自学与教学的重要书籍。

《医学三字经》为中医四小经典之一。由博返约，朗朗上口，易学易记，发后学之蒙，得而会喜曰"医学实在易"。医之为道，至深至浅，至难至易，雅俗共赏，他的著作近200年来一直对广大读者拥有惊人的吸引力并受到经久不衰的好评。关于陈氏这些中医普及性读物的作用，国医大师邓铁涛教授曾指出：新中国成立前私立中医学校入学人数不多，可是读陈修园书而当医生的甚多。我国当代的一些著名老中医，有不少就是由读陈修园的书开始学医的。由此可见，陈氏著作的作用与影响是多么深远。

《陈修园医学丛书》具有以下特点：

（1）书目选定严谨：陈修园医著深入浅出，简明实用，故问世后风行海内，翻刻重印不断。书商见陈氏之书如此畅销，便将许多非陈氏所著之书也夹杂其

中以牟利，冠名"陈修园医书××种"刊行。当时书
坊流行的就有十六种、二十三种、三十二种、四十八
种、六十种、七十种、七十二种等。《陈修园医学丛
书》选录的十六种，都是经考证甄别，为医学界公认
的陈修园医著。其他如《医医偶录》一书，虽《珍本
医书集成》和《长乐县志》已作为陈氏之书收录或著
录，但《陈修园医学丛书》校注者考其内容与江涵暾
之《笔花医镜》大同，故本着"宁缺勿滥"的原则，
未予收录。

（2）校勘底本较好：陈修园的医学著述，其刊刻
印行的版本之多，在中国医学史上，堪称首屈一指。
与以往出版的校点本相比，《陈修园医学丛书》注重对
底本的选择。如《医学三字经》所选的清嘉庆九年
（1804）南雅堂藏板本，《金匮要略浅注》所选的清道
光十年（1830）刻本，《金匮方歌括》所选的清道光十
六年（1836）南雅堂藏板本，《女科要旨》所选的清道
光二十一年（1841）刻本，《医学实在易》所选的清道
光二十四年（1844）刻本，以及《灵素节要浅注》所
选的清同治四年（1865）南雅堂刻本，都是陈修园医
著中较早和较好的版本。

（3）出注少而精：陈修园医书行文流畅，文字简
明，故《陈修园医学丛书》在注释时遵循少而精的原
则。如对《伤寒医诀串解》卷三"盖少阳之气游行三
焦，因胁下之阻隔，合上节之治节不行"一句中"上

节"注为"应是上焦，指肺"；对《时方妙用》卷一"因风以害，即释氏所谓业风一吹金石乌有是也"句中的"业风"注为"佛家语，指不正之风"，皆为简洁明了之注。

在《陈修园医学丛书》出版之际，我们由衷感谢中国中医药出版社为传播中医药优秀著作所作出的不懈努力，期待有更多更好的中医药作品出版，让世界了解中医，国人信仰中医，学子热爱中医。

《陈修园医学丛书》编委会
2016 年 4 月

# 总 目 录

# 神农本草经读

清·陈修园　撰
俞宜年　林慧光　校注

# 内容提要

　　《神农本草经读》为陈修园的代表著作之一，约成书于清嘉庆八年（1803 年）。全书共 4 卷，选录《神农本草经》所列上、中、下三品 365 种药物中的常用药物 160 种。作者专取张志聪、叶桂两家，间采徐大椿之说，而以己意发明之。全书融贯了《内经》之旨、《伤寒论》之法，堪为研究本草和临证处方必备之书。

# 校注说明

　　《神农本草经读》，约成书于清嘉庆八年（1803）。全书共 4 卷，选录《神农本草经》所列上、中、下三品 365 种药物中的常用药物 160 种。作者专取张志聪、叶桂两家，间采徐大椿之说，而以己意发明之。全书融贯了《内经》之旨、《伤寒论》之法，堪为研究本草和临证处方必备之书。

　　该书自问世以来，代有翻刻，讹误较多，今取善本校注，具体处理方法如下：

　　一、本次校注，以清敦厚堂刻本为底本，以清宏文阁刻本（本衙藏板）为主校本，以光绪十八年（1892）上海图书集成印书局本为参校本，并参考其他有关书籍进行校勘。

　　二、底本中确系明显之错字、俗字，或笔画小误者，均予以径改，不出校记。如系底本错讹脱衍，需辨明者，则据校本改正或增删，并出校注明。

　　三、底本与校本不一，而文义均通者，不出校，悉从底本；难以肯定何者为是者，原文不动，出校注明。

　　四、底本与校本有异，属底本讹误，均予以校补，出注说明。

五、陈氏诠释经典著作，引用原文常系摘引，凡此情况，不增补，不出校；陈氏引录他书文句常有删节，或缩写改动，凡不失原意者，均置之不论，以保持原貌。

六、底本目录与正文内容有异者，互相增补，出校说明。

七、凡属生僻字、词，加注音及注释。

八、凡属通假字，原文不动，首见出注说明。

九、由于版式更改，原方位词，如"左""右"等一律改作"下""上"，不出注。

十、原书各卷前有"闽吴航陈念祖修园甫著""男元豹道彪古愚、元犀道照灵石同校字"署名，一并删去，不出校记。

在整理本书的进程中，发现书中有些内容不尽符合今人看法，我们本着古为今用、保持原貌的原则，未予改动，祈望读者自裁。

# 序

陈修园老友，精于岐黄之术，自负长沙后身，世医环而姗笑之，及遇危症，缱断桅横，万手齐束。修园往，脱冠几上，探手举脉，目霍霍上耸，良久干笑曰：候本不奇，治之者扰之耳。主人曰：某名医。曰：误矣。曰：法本朱、张、王、李。曰：更误矣。天下岂有朱、张、王、李而能愈疾者乎？口吃吃然骂，手仡仡然书，方具，则又自批自赞自解，自起调刀圭火齐①，促服之。服之，如其言。

尝以李时珍《纲目》为谫陋，著有《神农本草经注》六卷，其言简，其旨赅，其义奇而不骫②于正。其钩深索隐也，玄之又玄，如李将军之画，不肯使一直笔；其扃辟奥启③也，仍复明白坦易，如白香山诗句，虽灶下老妪，亦可与之觿④解，不可解而后解，及其解之了，不异人也。可谓金心在中，银手如断矣。

出山后，敛抑才华。每诊一病，必半日许，才出

---

① 调刀圭火齐：意谓调配药剂，水煎达到一定火候。刀圭，古时量取药末的用具。火，火候。

② 骫（wěi）：本谓骨弯曲，此引申为枉曲。

③ 扃（jiōng）辟奥启：意谓启发入门，加深理解。扃，门。辟，开，打开。

④ 觿（xī）：一种骨制的解绳结的用具。

一方，有难之者，其言讷讷然如不能出。

　　壬戌冬，回籍读礼，闭门谢客，复取旧著六卷中，遴其切用者一百余种，附以《别录》，分为四卷，俱从所以然处发挥，与旧著颇异，名曰《本草经读》。盖欲读经者，读于无字处也。修园为余言，所著尚有《伤寒论注》四卷，《重订柯注伤寒论》八卷，《重订活人百问》八卷，《金匮浅注》十六卷，《医医偶录》二卷，《医学从众录》八卷，《真方歌括》二卷，《景岳新方砭》四卷，《伤寒论读》四卷，《金匮读》四卷，《医约》二卷，《医诀》三卷。虽依类立言，义各有取，要其阐抉古经之旨，多与此书相发明。暇日余将遍读焉。

嘉庆八年岁次昭阳大渊献皋月<br>
既望侯官愚弟蒋庆龄小榕氏序

# 后　叙

上古圣人，仰观天之六气，俯察地之五行，辨草木、金石、禽兽之性，而合于人之五脏、六腑、十二经脉，著为《本草经》，词古义深，难于窥测。汉季张长沙《伤寒论》《金匮要略》多采中古遗方，用药之义悉遵《本经》，应验如响。自李唐而后，《千金》《外台》等书有验有不验者，盖与《本经》之旨有合有不合也。沿及宋、元诸家，师心自用，药品日增，经义日晦，只云某药治某病，某病宜某药，因陋就简，愈趋愈下，而流毒之最甚者，莫如宋之雷敩，窃古圣之名，著为《炮制》，颠倒是非，不知《本经》为何物。洁古、日华、东垣辈因之，而东垣纯盗虚名，无稽臆说流传至今，无有非之者。李濒湖《纲目》卷帙浩繁，徒杂采世俗之说，以多为贵，不无喧宾夺主之嫌。汪讱庵照《纲目》而约为《备要》，逐末忘本，不足道也。余友孝廉陈修园精通医学，起死回生，指不胜屈。前著有《本草经注》六卷，字栉①句解，不遗剩义，缮本出，纸贵一时。兹复著《本草经读》四卷，视前

---

①　栉（zhì）：原为梳子的通称，引申为梳理、解释。

著又高一格，俱从所以然处发挥，且以《内经》之旨，《金匮》《伤寒》之法融贯于中，一书堪为医林之全书，洵神农之功臣也！

余自髫年，以慈闱多病，矢志于医。因本草向无善本，集张隐庵、叶天士、陈修园三家之说，而附以管见，名为《本草经三注》，而集中唯修园之说最多。今得修园之《本草经读》，则余《三注》之刻，可以俟之异日矣。喜其书之成而为之序。

# 凡　例

一明药性者，始自神农，而伊尹配合而为汤液。仲景《伤寒》《金匮》之方，即其遗书也。阐阴阳之秘，泄天地之藏，所以效如桴鼓。今人不敢用者，缘唐、宋以后，诸家之臆说盛行，全违圣训，查对与经方所用之药不合，始疑之，终且毁之也。

一《神农本草》药止三百六十品，字字精确，遵法用之，其效如神。自陶弘景以后，药味日多，而圣经日晦矣，张洁古、李东垣辈，分经专派；徐之才相须、相使、相恶、相反等法，皆小家伎俩，不足言也。是刻只录一百余种，其余不常用与不可得之品阙之。其注解俱遵原文，逐字疏发，经中不遗一字，经外不溢一辞。

一是刻只录时用之药，其品弟及字样不尽遵旧本。考陶隐居本草，有朱书、墨书之别：朱书为《神农本经》，墨书为《名医别录》。开宝间重定印本，易朱书为白字，兹因其近古而遵之。是刻遵古分上中下三品，《别录》等本，采附于后。

一药性始于神农。用药者不读《本草经》，如士子进场作制艺，不知题目出于四子书①也。渠辈亦云药性，大抵系《珍珠囊药性赋》《本草备要》及李时珍《本草纲目》之类，杂收众说，经旨反为其所掩，尚可云本草耶？

　　—近传《本草崇原》，越之张隐庵著也；《本草经解》，吴之叶天士著也，二书超出诸群书之上。然隐庵专言运气，其立论多失于蹈虚；天士囿于时好，其立论多失于肤浅，而隐庵间有精实处，天士间有超脱处，则修园谢不敏矣，故兹刻多附二家之注。

　　—上古以司岁备物，谓得天地之专精。如君相二火司岁，则收取姜、桂、附子之热类；如太阳寒水司岁，则收取黄芩、大黄之寒类；如太阴土气司岁，则收取芪、术、参、苓、山药、黄精之土类；如厥阴风木司岁，则收取羌活、防风、天麻、钩藤之风类；如阳明燥金司岁，则收取苍术、桑皮、半夏之燥类。盖得主岁之气以助之，则物之功力倍厚。中古之世，不能司岁备物，故用炮制以代天地之气，如制附子曰炮，助其热也；制苍术曰炒，助其燥也；制黄连以水浸，助其寒也。今人识见不及，每用相反之药而反制之，何异束缚手足而使之战斗哉？侣山堂之说最精，故节录之。

　　按：制药始于雷公，炮制荒谬，难以悉举。要知此人名敩，宋时人，非黄帝时之雷公也。

---

　　①　四子书：即四书，指《大学》《中庸》《论语》《孟子》。

　　一熟地黄、枸杞，取其润也，市医炒松则上浮，烧灰则枯燥矣；附子、干姜，取其烈也，市医泡淡则力薄，炮黑则气浮矣。以及竹沥盐、咸枳实之类，皆庸医两可之见，不足责也。至于枣仁生则令人不眠、熟则令人熟睡，黄芪生用则托里发汗、炒熟则补中止汗，麦门冬不去心、令人烦躁，桑白皮不炒、大泻肺气之类，数百年相沿之陋，不得不急正之。

　　一本经每药主治，不过三四证及六七证而止。古圣人洞悉所以然之妙，而得其专长，非若后世诸书之泛泛也。最陋是李时珍《纲目》，泛引杂说而无当；李士材、汪讱庵，每味必摘其所短，俱是臆说，反启时辈聚讼纷纷。修园为活人计，不得不痛斥之。

　　一神农尝草而作《本草经》，实无可考，其为开天明道之圣人所传，张仲景、华元化起而述之，陶隐居之说不诬也。汉时去古未远，二公为医中之杰，遵所闻而记之，谓非神农所著可也，谓为神农所著亦可也。

　　一每药注解，必透发出所以然之妙，求与《内经》、《难经》、仲圣等书字字吻合而后快。古云：群言淆乱衷于圣。愿同志者取法乎上。

# 目　　录

# 卷 一

## 上 品

**人参** 气味甘、微寒，无毒。主补五脏，安精神，定魂魄，止惊悸，除邪气，明目开心益智。久服轻身延年。

陈修园曰：本经止此三十七字。其提纲云主补五脏，以五脏属阴也。精神不安，魂魄不定，惊悸不止，目不明，心智不足，皆阴虚为亢阳所扰也。今五脏得甘寒之助，则有安之、定之、止之、明之、开之、益之之效矣。曰邪气者，非指外邪而言，乃阴虚而壮火食气，火即邪气也。今五脏得甘寒之助，则邪气除矣。余细味经文，无一字言及温补回阳。故仲景于汗、吐、下阴伤之症，用之以救津液。而一切回阳方中，绝不加此阴柔之品，反缓姜、附之功。故四逆汤、通脉四逆汤为回阳第一方，皆不用人参。而四逆加人参汤，以其利止亡血而加之也；茯苓四逆汤用之者，以其在汗、下之后也。今人辄云以人参回阳，此说倡自宋、元以后，而大盛于薛立斋、张景岳、李士材辈，而李时珍《本草纲目》尤为杂沓。学者必于此等书焚去，方可与言医道。

仲景一百一十三方中，用人参者只有一十七方：新加汤、小柴胡汤、柴胡桂枝汤、半夏泻心汤、黄连汤、生姜泻心汤、旋覆代赭石汤、干姜黄芩黄连人参汤、厚朴生姜半夏人参汤、桂枝人参汤、四逆加人参汤、茯苓四逆汤、吴茱萸汤、理中汤、白虎加人参汤、竹叶石膏汤、炙甘草汤，皆是因汗、吐、下之后，亡其阴津，取其救阴。如理中、吴茱萸汤，以刚燥剂中阳药太过，取人参甘寒之性，养阴配阳，以臻于中和之妙也。

又曰：自时珍之《纲目》盛行，而神农之《本草经》遂废。即如人参，《本经》明说微寒，时珍说生则寒，熟则温，附会之甚。盖药有一定之性，除是生捣取汁冷服，与蒸晒八九次，色味俱变者，颇有生熟之辨。若入煎剂，则生者亦熟矣。况寒热本属冰炭，岂一物蒸熟不蒸熟间，遂如许分别乎？尝考古圣用参之旨，原为扶生气安五脏起见。而为五脏之长，百脉之宗，司清浊之运化，为一身之橐籥①者，肺也。人参惟微寒清肺，肺清则气旺，气旺则阴长而五脏安。古人所谓补阳者，即指其甘寒之用不助壮火以食气而言，非谓其性温补火也。

---

① 橐籥（tuó yuè）：古代鼓风吹火用的器具，此喻肺主气，司呼吸，调节气机的功能。

陶弘景谓功用同甘草，凡一切寒温补泻之剂，皆可共济成功。然甘草功兼阴阳，故《本经》云：主五脏六腑。人参功专补阴，故《本经》云：主五脏。仲景于咳嗽病去之者，亦以形寒饮冷之伤，非此阴寒之品所宜也。

**黄芪**　气味甘、微温，无毒。主痈疽，久败疮，排脓止痛，大风癞疾，五痔鼠瘘，补虚，小儿百病。生用，盐水炒，酒炒，醋炒，蜜炙，白水炒。

陈修园曰：黄芪气微温，禀少阳之气，入胆与三焦；味甘无毒，禀太阴之味，入肺与脾。其主痈疽者，甘能解毒也。久败之疮，肌肉皮毛溃烂，必脓多而痛甚，黄芪入脾而主肌肉，入肺而主皮毛也。大风者，杀人之邪风也。黄芪入胆而助中正之气，俾神明不为风所乱；入三焦而助决渎之用，俾窍道不为风所壅；入脾而救受克之伤；入肺而制风木之动，所以主之。癞疾，又名大麻风，即风毒之甚也。五痔者，五种之痔疮，乃少阳与太阴之火陷于下，而此能举其陷。鼠瘘者，瘰疬之别名，乃胆经与三焦之火郁于上，而此能散其郁也。其曰补虚者，是总结上文诸症，久而致虚，此能补之，非泛言补益之品也。叶天士云：小儿稚阳也。稚阳为少阳，少阳生气条达则不病，所以概主小儿百疾也。余细味经文，俱主表证而言，如六黄汤之寒以除热，热除则汗止；芪附汤之温以回阳，阳回则汗止；玉屏风散之散以驱风，风平则汗止。诸方皆借黄芪走表之力，领诸药而速达于表而止汗，非黄芪自能止汗也。诸家固表及生用发汗、炒用止汗等说，贻误千古，兹特正之。

**白术** 气味甘、温，无毒。主风寒湿痹，死肌，痉，疸，止汗，除热，消食。作煎饵，久服轻身，延年，不饥。仲景有赤术，即苍术也。功用略同，偏长于消导。汗多者大忌之。

陈修园曰：此为脾之正药。其曰风寒湿痹者，以风寒湿三气合而为痹也。三气杂至，以湿为主。死肌者，湿浸肌肉也；痉者，湿流关节也；疸者，湿郁而为热，热则发黄也；湿与热交蒸，则自汗而发热也；脾受湿则失其健运之常，斯食不能消也。白术功在除湿，所以主之。"作煎饵"三字另提，先圣大费苦心，以白术之功用在燥，而所以妙处在于多脂。张隐庵云：土有湿气，始能灌溉四旁，如地得雨露，始能发生万物。

今以生术削去皮，急火炙令熟，则味甘温而质滋润，久服有延年不饥之效。可见今人炒燥、炒黑、土蒸、水漂等制，大失经旨。

**甘草** 气味甘平，无毒。主五脏六腑寒热邪气，坚筋骨，长肌肉，倍气力，金疮尰①，解毒。久服轻

---

① 尰（zhǒng）：肿胀。

身延年。生用清火，炙用补中。

陈修园曰：物之味甘者，至甘草为极。甘主脾，脾为后天之本，五脏六腑皆受气焉。脏腑之本气，则为正气；外来寒热之气，则为邪气，正气旺则邪气自退也。筋者，肝所主也；骨者，肾所主也；肌肉者，脾所主也；气者，肺所主也；脉者，心所主也。但使脾气一盛，则五脏皆循环受益，而得其坚之、长之、倍之之效矣。金疮者，为刀斧所伤而成疮，疮甚而蕈。脾得补而肉自满也。能解毒者，如毒物入土，则毒化也。土为万物之母，土健则轻身延年也。

**薯蓣**　气味甘、平，无毒。主伤中，补虚赢，除寒热邪气，补中，益气力，长肌肉，强阴。久服耳目聪明，轻身，不饥，延年。

陈修园曰：此药因唐代宗名蓣，避讳改为山药。山药气平入肺，味甘无毒入脾。脾为中州而统血，血者阴也，中之守也，唯能益血，故主伤中。伤中愈，则肌肉丰，故补虚赢。肺主气，气虚则寒邪生；脾统血，血虚则热邪生，血气充而寒热邪气除矣。脾主四肢，脾血足则四肢健；肺主气，肺气充则气力倍也。且此物生捣，最多津液而稠粘，又能补肾而填精，精足则阴强。目明，耳聪，不饥，是脾血之旺；轻身，是肺气之充；延年，是夸其补益之效也。

凡上品，俱是寻常服食之物，非治病之药，故神农另提出"久服"二字。可见今人每取上品之药，如此物及人参、熟地、葳蕤、阿胶、菟丝子、沙苑蒺藜之类，合为一方，以治大病，误人无算。盖病不速去，元气日伤，伤极则死。凡上品之药，法宜久服，多则终身，少则数年，与五谷之养人相佐，以臻寿考①。若大病而需用此药，如五谷为养脾第一品。脾虚之人，强令食谷，即可毕补脾之能事，有是理乎？然操此技者，未有不得盛名。薛立斋、张景岳、冯楚瞻辈倡之于前，而近日之东延西请日诊百人者无非是术，诚可慨也！

**肉苁蓉**　气味甘、微温，无毒。主五劳七伤，补中，除茎中寒热痛，养五脏，强阴，益精气，多子，妇人癥瘕。久服轻身。

陈修园曰：肉苁蓉是马精落地所生，取治精虚者，同气相求之义也。凡五劳七伤，久而不愈，未有不伤其阴者。苁蓉补五脏之精，精足则阴足矣。茎中者，精之道路，精虚则寒热而痛，精足则痛已矣；又滑以去着。精生于五脏，而藏之于肾，精足则阳举，精坚令人多子矣。妇人癥瘕，皆由血瘀。精足则气充，气充则瘀行也。叶天士注：癥瘕之治，谓其咸以软坚，滑以去着，温以散结，犹浅之乎测苁蓉也。

---

① 寿考：天年之意。考，老，年纪大。

张隐庵曰：马为火畜，精属水阴。苁蓉感马精而生，其形似肉，气味甘温，盖禀少阴水火之气，而归于太阴坤土之药也。土性柔和，故有"从容"之名。

**地黄**　气味甘、寒，无毒。主折跌绝筋，伤中，逐血痹，填骨髓，长肌肉。作汤除寒热积聚，除痹。生者尤良。久服轻身不老。

参叶天士：地黄气寒，入足少阴肾经；味甘无毒，入足太阴脾经。气味重浊，阴也，阴者中之守也，伤中者守中真阴伤也。地黄甘寒，补中焦之精汁，所以主之。血痹者，血虚闭而不运也。地黄味甘以滋脾血，气寒以益肾气，气血行而闭者开矣。肾主骨，益肾则水足而骨髓充；脾主肌肉，润脾则土滋而肌肉丰也。作汤除寒热积聚者，汤者荡也，或寒或热之积聚，汤能荡之也。盖味甘可以缓急，性滑可以去着也。又曰除痹者，言不但逐血痹，更除皮肉筋骨之痹也。除皮肉筋骨之痹，则折跌绝筋亦可疗矣。久服轻身不老，以先后二天交接，元气与谷气俱纳也。生者尤良，谓其本性俱在也。

陈修园曰：地黄，《本经》名地髓，《尔雅》名苄，又名芑。唐以后九蒸九晒为熟地黄，苦味尽除，入于温补肾经丸剂颇为相宜，若入汤剂及养血凉血等方甚属不合。盖地黄专取其性凉而滑利流通，熟则腻滞不凉，全失其本性矣。徐灵胎辨之甚详，无何若辈竟执迷不悟也。

又曰：百病之极，穷必及肾。及肾，危症也。有大承气汤之急下法，有桃花汤之温固法，有四逆汤、白通汤之回阳法，有猪苓汤、黄连阿胶汤之救阴法，有真武汤之行水法，有附子汤之温补法，皆所以救其危也。张景岳自创邪说，以百病之生俱从肾治，误以《神农本经》上品服食之地黄，认为治病之药。《内经》云：五谷为养，五果为助，五菜为充，毒药攻邪。神农所列上品多服食之品，即五谷、五果、五菜之类也，玩"久服"二字可见。圣人药到病瘳，何以云"久服"？凡攻邪以去病，多取毒药。滋润胶粘，反引邪气敛藏于少阴而无出路，以后虽服姜、附不热，服苓、连不寒，服参、术不补，服硝、黄不下，其故何哉？盖以熟地黄之胶粘善着。女人有孕，服四物汤为主，随症加入攻破之药而不伤，以四物汤中之熟地黄能护胎也。知其护胎之功，便可悟其护邪之害。胶粘之性最善着物，如油入面，一着遂不能去也。凡遇有邪而误用此药者，百药不效。病家不咎其用熟地黄之害，反以为曾用熟地黄而犹不效者，定为败症，岂非景岳之造其孽哉？

**天门冬**　气味苦、平，无毒。主诸暴风湿偏痹，强骨髓，杀三虫①，去伏尸②。久服轻身，益气，延

────────────

① 三虫：小儿三种常见的肠道寄生虫病，即长虫、赤虫、蛲虫。
② 伏尸：古病名。尸病是指触犯尸气所致的疾病，伏尸是其中比较沉痼的一种。

年，不饥。

参：天门冬禀寒水之气，而上通于天，故有天冬之名。主治诸暴风湿偏痹者，言风湿之邪暴中于人身，而成半身不遂之偏痹。天冬禀水天之气，环转运行，故可治也。强骨髓者，得寒水之精也。三虫伏尸皆湿热所化，天冬味苦可以祛湿，气平可以清热，湿热下逐，三尸伏虫①皆去也。太阳为诸阳主气，故久服轻身益气；天气通贯于地中，故延年不饥。

张隐庵曰：天、麦门冬，皆禀少阴水精之气。麦门冬，禀水精而上通于阳明；天门冬，禀水精而上通于太阳。夫冬主闭藏，门主开转，咸名门冬者，咸能开转闭藏而上达也。后人有天门冬补中有泻，麦门冬泻中有补之说，不知何处引来，良可叹也！

**麦门冬**　气味甘、平，无毒。主心腹结气，伤中伤饱，胃络脉绝，羸瘦短气。久服轻身，不老，不饥。

张隐庵曰：麦冬一本横生，根颗连络。有十二枚者，有十四枚者，有十五六枚者，盖合于人身之十二络。加任之屏翳、督之长强，为十四络；又加脾之大络名大包，共十五络；又加胃之大络名虚里，共十六络。唯圣人能体察之，用之以通脉络，并无"去心"二字。后人不详经义，不穷物理，相沿"去心"久矣，

---

① 三尸伏虫：疑为三虫伏尸之误。

今特表正之。经云主心腹结气，伤中伤饱，胃络脉绝者，以麦冬根颗连络不断，能通达上下四旁，令结者解，伤者复，绝者续，皆藉中心之贯通也。又主羸瘦短气者，补胃自能生肌，补肾自能纳气也。久服轻身不老不饥者，先天与后天俱足，斯体健而耐饥矣。《崇原》曰：麦冬气味甘平，质性柔润，凌冬青翠，盖禀少阴冬水之精，与阳明胃土相合。

又曰：凡物之凉者，其心必热，热者阴中之阳也。人但知去热，而不知用阳，得其阳而后能通阴中之气。

**细辛**　气味辛、温，无毒。主咳逆上气，头痛脑动，百节拘挛，风湿痹痛，死肌。久服明目，利九窍，轻身长年。

张隐庵曰：细辛气味辛温，一茎直上，其色赤黑，禀少阴泉下之水阴，而上交于太阳之药也。少阴为水脏，太阳为水府，水气相通行于皮毛，内合于肺，若循行失职，则病咳逆上气，而细辛能治之。太阳之脉，起于目内眦，从巅络脑，若循行失职，则病头痛脑动，而细辛亦能治之。太阳之气主皮毛，少阴之气主骨髓，少阴之气不合太阳，则风湿相侵：痹于筋骨，则为百节拘挛；痹于腠理，则为死肌，而细辛皆能治之。其所以能治之者，以气胜之也。久服明目利九窍者，水精之气濡于空窍也，九窍利则轻身而延年矣。

又曰：宋元佑·陈承谓细辛单用末不可过一钱，多则气闭不通而死。近医多以此语忌用，而不知辛香之药岂能闭气？上品无毒之药何不可多用？方书之言类此者不少，学者不善详察而遵信之，伊黄之门终身不能入矣。

**柴胡** 气味苦、平，无毒。主心腹肠胃中结气，饮食积聚，寒热邪气，推陈致新。久服轻身，明目，益精。按：经文不言发汗，仲圣用至八两之多，可知性纯，不妨多服，功缓必须重用也。

叶天士曰：柴胡气平，禀天中正之气；味苦无毒，得地炎上之火味。胆者，中正之官、相火之府，所以独入足少阳胆经。气味轻升，阴中之阳，乃少阳也。其主心腹肠胃中结气者，心腹肠胃，五脏六腑也。脏腑共十二经，凡十一脏，皆取决于胆。柴胡轻清，升达胆气，胆气条达，则十一脏从之宣化，故心腹肠胃中凡有结气皆能散之也。其主饮食积聚者，盖饮食入胃，散精于肝，肝之疏散又借少阳胆为生发之主也。柴胡升达胆气，则肝能散精，而饮食积聚自下矣。少阳经行半表半里，少阳受邪，邪并于阴则寒，邪并于阳则热。柴胡和解少阳，故主寒热之邪气也。春气一至，万物俱新，柴胡得天地春升之性，入少阳以生气血，故主推陈致新也。久服清气上行，则阳气日强，所以身轻。五脏六腑之精华上奉，所以明目。清气上行，则阴气下降，所以益精。精者，阴气之英华也。

**黄连**　气味苦、寒，无毒。主热气目痛，眦伤泪出，明目，肠澼，腹痛，下痢，妇人阴中肿痛。久服令人不忘。

陈修园曰：黄连气寒，禀天冬寒之水气，入足少阴肾；味苦无毒，得地南方之火味，入手少阴心。气水而味火，一物同具，故能除水火相乱而为湿热之病。其云主热气者，除一切气分之热也。目痛眦伤，泪出不明，皆湿热在上之病；肠澼腹痛下利，皆湿热在中之病；妇人阴中肿痛，为湿热在下之病，黄连除湿热，所以主之。久服令人不忘者，苦入心即能补心也。然苦为火之本味，以其味之苦而补之；而寒能胜火，即以其气之寒而泻之。千古唯仲景得《本经》之秘。《金匮》治心气不足而吐血者，取之以补心；《伤寒》寒热互结心下而痞满者，取之以泻心。厥阴之热气撞心者，合以乌梅；下利后重者，合以白头翁等法。真信而好古之圣人也。

**防风**　气味甘、温，无毒。主大风，头眩痛，恶风，风邪目盲无所见，风行周身，骨节疼痛，身重。久服轻身。

陈修园曰：防风气温，禀天春木之气而入肝；味甘无毒，得地中土之味而入脾。"主大风"三字提纲，详于巴戟天注，不赘。风伤阳位，则头痛而眩；风伤皮毛，则为恶风之风；邪风害空窍，则目盲无所见。

风行周身者，经络之风也；骨节疼痛者，关节之风也；身重者，病风而不能矫捷也。防风之甘温发散，可以统主之。然温属春和之气，入肝而治风，尤妙在甘以入脾，培土以和木气，其用独神。此理证之易象，于剥复①二卦而可悟焉。两土同崩则剥，故大病必顾脾胃；土木无忤则复，故病转必和肝脾。防风驱风之中，大有回生之力，李东垣竟目为卒伍卑贱之品，真门外汉也。

**续断**　气味苦、微温，无毒。主伤寒，补不足，金疮，痈疡，折跌，续筋骨，妇人乳难。久服益气力。

参：此以形为治。续断有肉有筋，如人筋在肉中之象；而色带紫带黑，为肝肾之象。气味苦温，为少阴、阳明火土之气化。故寒伤于经络而能散之，痈疡结于经络而能疗之；折跌筋骨有伤，而能补不足，续其断绝；以及妇人乳难，而能通其滞而为乳。久服益气力者，亦强筋壮骨之功也。

**牛膝**　气味苦、酸、平，无毒。主寒湿痿痹，四肢拘挛，膝痛不可屈伸，逐血气，伤热火烂，堕胎。久服轻身耐老。

陈修园曰：牛膝气平，禀金气而入肺；味苦，得火味而入心包；味酸，得木味而入肝。唯其入肺，则

---

① 剥复：《周易》二卦名。

能通调水道而寒湿行，胃①热清而痿愈矣。唯其入肝，肝藏血而养筋，则拘挛可愈，膝亦不痛而能屈伸矣。唯其入心包，苦能泄实，则血因气凝之病可逐也。苦能泻火，则热汤之伤与火伤之烂可完也。苦味本伐生生之气，而又合以酸味，而遂大申其涌泄之权，则胎无不堕矣。久服轻身耐老者，又统言其流通血脉之功也。

**巴戟天**　气味甘、微温，无毒。主大风邪气，阴痿不起，强筋骨，安五脏，补中增志益气。酒焙。

陈修园曰：巴戟天气微温，禀天春升之木气而入足厥阴肝；味辛甘无毒，得地金土二味入足阳明燥金胃。虽气味有木土之分，而其用则统归于温肝之内。佛经以风轮主持大地，即是此义。《本经》以"主大风"三字提纲两见：一见于巴戟天，一见于防风。阴阳造化之机，一言逗出。《金匮》云：风能生万物，亦能害万物。防风主除风之害，巴戟天主得风之益，不得滑口读去。盖人居大块之中，乘气以行，鼻息呼吸，不能顷刻去风。风即是气，风气通于肝，和风生人，疾风杀人。其主大风者，谓其能化疾风为和风也。邪气者，五行正气不得风而失其和。木无风则无以遂其条达之情，火无风则无以遂其炎上之性，金无风则无

———————

① 胃：疑为"肺"之误。

以成其坚劲之体，水无风则潮不上，土无风则植不蕃。一得巴戟天之用，则到处皆春而邪气去矣。邪气去而五脏安，自不待言也。况肝之为言敢也，肝阳之气，行于宗筋而阴痿起；行于肾脏，肾藏志而志增，肾主骨而骨强；行于脾脏，则震坤合德，土木不害而中可补。"益气"二字，又总结通章之义。气即风也，逐而散之，风散即为气散，生而亦死；益而和之，气和即为风和，死可回生。非明于生杀消长之道者，不可以语此。

叶天士云：淫羊藿治阴虚阴痿，巴戟天治阳虚阴痿。

**石斛**　气味甘、平，无毒。主伤中，除痹，下气，补五脏虚劳羸瘦，强阴益精。久服厚肠胃。

叶天土曰：石斛气平入肺，味甘无毒入脾。甘平为金土之气味，入足阳明胃、手阳明大肠。阴者中之守也，阴虚则伤中，甘平益阴，故主伤中。痹者，脾病也，风、寒、湿三气而脾先受之，石斛甘能补脾，故能除痹。上气，肺病也，火气上逆则为气喘，石斛平能清肺，故能下气。五脏皆属于阴，而脾名至阴，为五脏之主，石斛补脾而荫及五脏，则五脏之虚劳自复，而肌肉之消瘦自生矣。阴者宗筋也，精足则阴自强。精者阴气之精华也，纳谷多而精自储。肠者，手阳明大肠也；胃者，足阳明胃

也。阳明属燥金，久服甘平清润，则阳明不燥而肠胃厚矣。《新订》

张隐庵曰：石斛生于石上，得水长生，是禀水石之专精而补肾。味甘色黄，不假土力，是夺中土之气化而补脾。斛乃量名，主出主入，能运行中土之气而愈诸病也。

**泽泻**　气味甘、寒，无毒。主风寒湿痹，乳难，养五脏，益气力，肥健，消水。久服耳目聪明，不饥，延年，轻身，面生光，能行水上。

陈修园曰：泽泻气寒，水之气也；味甘无毒，土之味也。生于水而上升，能启水阴之气上滋中土也。其主风、寒、湿痹者，三气以湿为主，此能启水气上行而复下，其痹即从水气而化矣。其主乳难者，能滋水精于中土而为汁也。其主"养五脏，益气力，肥健"等句，以五脏主藏阴，而脾为五脏之原，一得水精之气则能灌溉四旁，俾五脏循环而受益，不特肥健消水不饥，见本脏之功，而肺得水精之气而气益，心得水精之气而力益，肝得水精之气而目明，肾得水精之气而耳聪，且形得水精之气而全体轻，色得水精之气而面生光泽，一生得水精之气而延年，所以然者，久服之功，能行在下之水而使之上也。此物形圆，一茎直上，无下行之性，故其功效如此。今人以盐水拌炒，则反掣其肘矣。

**五味子**　气味酸、温，无毒。主益气，咳逆上气，劳伤羸瘦，补不足，强阴，益男子精。

陈修园曰：五味子气温味酸，得东方生长之气而主风。人在风中而不见风，犹鱼在水而不见水。人之鼻息出入，顷刻离风则死，可知人之所以生者，风也。风气通于肝，即人身之木气。庄子云：野马也，尘埃也，生物之息以相吹也。"息"字有二义：一曰"生息"，一曰"休息"。五味子温以遂木气之发荣，酸以敛木气之归根。生息、休息，皆所以益其生生不穷之气。倘其气不治治，安也，咳逆上气者，风木挟火气而乘金也。为劳伤，为羸瘦，为阴痿，为精虚者，则《金匮》所谓虚劳诸不足，风气百疾是也。风气通于肝，先圣提出虚劳大眼目，惜后人不能申明其义。五味子益气中大具开阖升降之妙，所以概主之也。唐、宋以下诸家有谓其具五味而兼治五脏者，有谓其酸以敛肺，色黑入肾，核似肾而补肾者，想当然之说，究非定论也。然肝治五脏，得其生气而安，为《本经》言外之正旨。仲景佐以干姜，助其温气，俾气与味相得而益彰，是补天手段。

**薏苡仁**　气味甘、微寒，无毒。主筋急拘挛，不可屈伸，久风湿痹，下气。久服轻身益气。

陈修园曰：薏苡仁夏长秋成，味甘色白，禀阳明金土之精。金能制风，土能胜湿，故治以上诸症。久服轻身益气者，以湿行则脾健而身轻，金清则肺治而气益也。

# 卷　二

## 上　品

**菟丝子**　气味辛、平，无毒。主续绝伤，补不足，益气力，肥健人，汁去面䵟①。久服明目，轻身，延年。

陈修园曰：菟丝气平禀金气，味辛得金味，肺药也，然其用在肾而不在肺。子中脂膏最足，绝类人精，金生水也。主续绝伤者，子中脂膏如丝不断，善于补续也。补不足者，取其最足之脂膏，以填补其不足之精血也。精血足，则气力自长，肥健自增矣。汁去面䵟者，言不独内服得其填补之功，即外用亦得其滑泽之效也。久服，肾水足则目明，肾气壮则身轻。华元化云：肾者，性命之根也。肾得补则延年。

**葳蕤**　气味甘、平，无毒。主中风暴热，不能动

---

① 面䵟：又名黧黑斑，类似于黄褐斑。

摇，跌筋结肉，诸不足。久服去面黑𪒟，好颜色，润泽，轻身不老。

张隐庵曰：葳蕤气味甘平，质多津液，禀太阴湿土之精以资中焦之汁。主中风暴热不能摇动者，以津液为邪热所烁也。跌筋者，筋不柔和也。结肉者，肉无膏泽也。诸不足者，申明以上诸症皆属津液不足也。久服则津液充满，故去面上之黑𪒟，好颜色而肌肤润泽，且轻身不老也。

又曰：阴柔之药岂堪重用？古人除治风热以外，绝不敢用。自李时珍有不寒不燥用代参芪之说，时医信为补剂，虚症伏此，百无一生，咎其谁职耶？

**沙参**　气味苦、微寒，无毒。主血结，惊气，除寒热，补中，益肺气。

参叶天士：沙参气微寒，禀水气而入肾；味苦无毒，得火味而入心。谓其得水气，以泻心火之有余也。心火亢，则所主之血不行而为结，而味之苦可以攻之；心火亢，则所藏之神不宁而生惊，而气之寒可以平之。心火禀炎上之性，火郁则寒，火发则热，而苦寒能清心火，故能除寒热也。阴者，所以守中者也，苦寒益阴，所以补中，补中则金得土生，又无火克，所以益肺气也。

**远志**　气味苦、温，无毒。主咳逆伤中，补不足，除邪气，利九窍，益智慧，耳目聪明，不忘，强志，倍力。久服轻身不老。

按：远志气温，禀厥阴风木之气，入手厥阴心包；味苦，得少阴君火之味，入手少阴心。然心包为相火，而主之者心也。火不刑金，则咳逆之病愈；火归土中，则伤中之病愈。主明则下安，安则不外兴利除弊两大事，即"补不足，除邪气"之说也。心为一身之主宰，凡九窍耳目之类，无一不待其使令，今得远志以补之，则九窍利，智慧益，耳聪目明，善记不忘，志强力壮，所谓天君①泰，百体从令者此也。又云"久服轻身不老"者，即《内经》所谓"主明则下安，以此养生则寿"之说也。夫曰养生，曰久服，言其为服食之品，不可以之治病，故经方中绝无此味。今人喜服药丸为补养，久则增气而成病。唯以补心之药为主，又以四脏之药为佐，如四方诸侯，皆出所有以贡天子，即乾纲克振②，天下皆宁之道也。诸药皆偏，唯专于补心则不偏。《抱朴子》谓陵阳子仲服远志二十七年，有子三十七人，开书所视，记而不忘，著其久服之效也。若以之治病，则大失经旨矣。

**菖蒲**　气味辛、温，无毒。主风寒湿痹，咳逆上

---

① 天君：指心脏。
② 乾纲克振：君权能够巩固之意。

气，开心孔，补五脏，通九窍，明耳目，出音声，主耳聋，痈疮，温肠胃，止小便利。久服轻身，不忘，不迷惑，延年，益心智，高志不老。

陈修园曰：菖蒲性用略同远志，但彼苦而此辛，且生于水石之中，得太阳寒水之气。其味辛，合于肺金而主表；其气温，合于心包络之经，通于君火而主神。其主风寒湿痹、咳逆上气者，从肺驱邪以解表也。"开心窍"至末句，皆言补心之效，其功同于远志。声音不出，此能入心而转舌，入肺以开窍也。疮痈为心火，而此能宁之。心火下济而光明，故能温肠胃而止小便利也。但菖蒲禀水精之气，外通九窍，内濡五脏，其性自下以行于上，与远志自上以行于下者有别。

**赤箭**　气味辛、温，无毒。主杀鬼精物，蛊毒恶风。久服益气力，长阴，肥健。

张隐庵曰：赤箭气味辛温，其根名天麻者，气味甘平。盖赤箭辛温属金，金能制风，而有弧矢之威，故主杀鬼精物。天麻甘平属土，土能胜湿，而居五运之中，故能治蛊毒恶风。天麻形如魁芋，有游子十二枚周环之，以仿十二辰。十二子在外，应六气之司天，天麻如皇极之居中，得气运之全，故功同五芝，力倍五参，为仙家服食上品，是以久服益气力，长阴，肥健。

李时珍曰：补益上药，天麻第一，世人止用之治风，良可惜也。

**车前子**　气味甘、寒，无毒。主气癃，止痛，利水道，通小便，除湿痹。久服轻身耐老。

张隐庵曰：车前草，《本经》名当道，《毛诗》名芣苢。

乾坤有动静，夫坤其静也翕，其动也辟。车前好生道旁，虽牛马践踏不死，盖得土气之用，动而不静者也。气癃，膀胱之气闭也，闭则痛，痛则水道不利。车前得土气之用，土气行则水道亦行而不癃，不癃则不痛，而小便长矣。土气行则湿邪散，湿邪散则湿痹自除矣。久服土气升而水气布，故能轻身耐老。

《神仙服食经》云：车前，雷之精也，震为雷为长男。诗言：采采芣苢。亦欲妊娠而生男也。

**羌活**　气味苦、甘、辛，无毒。主风寒所击，金疮，止痛，奔豚，痫痓，女子疝瘕。久服轻身耐老。一名独活①。

陈修园曰：羌活气平，禀金气而入肺；味苦甘无毒，得火味而入心，得土味而入脾。其主风寒所击者，入肺以御皮毛之风寒，入脾以御肌肉之风寒，入心助太阳之气以御营卫之风寒也。其主金疮止痛者，亦和营卫、长肌肉、完皮毛之功也。奔豚乃水气上凌心火，

① 独活：羌活、独活为两种药物。

此能入肺以降其逆，补土以制其水，入心以扶心火之衰，所以主之。痫痓者，木动则生风，风动则挟木势而害土，土病则聚液而成痰，痰迸于心则为痓为痫。此物禀金气以制风，得土味而补脾，得火味以宁心，所以主之。女子疝瘕，多经行后血假风湿而成，此能入肝以平风，入脾以胜湿，入心而主宰血脉之流行，所以主之。久服轻身耐老者，著其扶阳之效也。

张隐庵曰：此物生苗，一茎直上，有风不动，无风自动，故名独活。后人以独活而出于西羌者，名羌活；出于中国，处处有者，名独活。今观肆中所市，竟是二种。有云羌活主上，独活主下，是不可解也。

**升麻** 气味甘、平、苦、微寒，无毒。主解百毒，杀百精老物殃鬼，辟瘟疫瘴气邪气，蛊毒入口皆吐出，中恶腹痛，时气毒疠，头痛寒热，风肿诸毒，喉痛口疮。久服不夭，轻身延年。

张隐庵曰：升麻气味甘、苦、平，甘者土也，苦者火也，主从中土而达太阳之气，太阳标阳本寒，故微寒。盖太阳禀寒水之气而行于肤表，如天气之下连于水也。太阳在上，则天日当空，光明清湛，清湛故主解百毒；光明故杀百精老物殃鬼。太阳之气行于肤表，故辟瘟疫瘴气邪气。太阳之气行于地中，故蛊毒入口皆吐出；治蛊毒，则中恶腹痛自除；辟瘟疫瘴气邪气，则时气毒疠、头痛寒热自散；寒水之气滋于外而济于上，故治风肿诸毒、喉痛口疮。久服则阴精上滋，故不夭；阳气盛，故轻身；阴阳充足，则长年矣。

尝考凡物纹如车辐者，皆有升转循环之用。防风、秦艽、乌药、防己、木通、升麻，皆纹如车辐，而升麻更觉空通，所以升转甚捷也。

**茵陈**　气味苦、平、微寒，无毒。主风湿寒热邪气，热结黄疸。久服轻身，益气，耐老，面白悦，长年。白兔食之成仙。

张隐庵曰：经云：春三月，此为发陈[①]。茵陈因旧苗而春生，盖因冬令水寒之气，而具阳春生发之机。主治风湿寒热邪气，得生阳之气，则外邪自散也。结热黄疸，得水寒之气，则内热自除也。久服则生阳上升，故轻身益气耐老。因陈而生新，故面白悦，长年。兔乃纯阴之物，喜食阳春之气，故白兔食之成仙。

**菊花**　气味苦、平，无毒。主诸风头眩肿痛，目欲脱，泪出，皮肤死肌，恶风，湿痹。久服利血气，轻身耐老延年。

徐灵胎曰：凡芳香之物皆能治头目肌表之疾。但香则无不辛燥者，惟菊得天地秋金清肃之气而不甚燥烈，故于头目风火之疾尤宜焉。

---

① 发陈：生机勃发，推陈出新。

**龙胆**　气味苦、涩、大寒，无毒。主骨间寒热，惊痫邪气，续绝伤，定五脏，杀蛊①毒。

张隐庵曰：龙乃东方之神，胆主少阳甲木，苦走骨，故主骨间寒热；涩类酸，故除惊痫邪气。胆主骨，肝主筋，故续绝伤。五脏六腑皆取决于胆，故定五脏。山下有风曰蛊，风气升而蛊毒自杀矣。

**紫苏**　气味辛、微温，无毒。主下气，杀谷除饮食，辟口臭，去邪毒，辟恶气。久服通神明，轻身耐老。

述：紫苏气微温，禀天之春气而入肝；味辛，得地之金味而入肺。主下气者，肺行其治节之令也。杀谷除饮食者，气温达肝，肝疏畅而脾亦健运也。辟口臭，去邪毒，辟恶气者，辛中带香，香为天地之正气，香能胜臭，即能解毒，即能胜邪也。久服则气爽神清，故通神明，轻身耐老。其子下气尤速；其梗下气宽胀，治噎膈、反胃，止心痛；旁小枝通十二经关窍脉络。

**藕实、茎**　气味甘、平。主补中养神，益气力，除百疾。久服轻身耐老，不饥延年。

**鸡头实**　气味甘、平。主湿痹，腰脊膝痛，补中，除暴疾，益精气，强志，令耳目聪明。久服轻身不饥，

---

① 蛊：原作"虫"，据下文文义改。

耐老，神仙。

**黑芝麻**　气味甘、平，无毒。主伤中虚赢，补五内，益气力，生长肌肉，填髓脑。久服轻身不老。色黑者良。

**益母草子**　气味辛、甘、微温，无毒。主明目益精，除水气。久服轻身。今人奉为女科专药，往往误事，且其独具之长反掩。

**茜草**　气味苦、寒，无毒。主寒湿风痹，黄疸，补中。

陈修园曰：气味苦寒者，得少阴之气化也。风寒湿三气合而为痹，而此能入手足少阴，俾上下交通而旋转，则痹自愈矣。上下交通则中土自和，斯有补中之效矣。中土和则湿热之气自化，而黄疸愈矣。又《素问》以藘茹一两、乌鲗鱼骨四两，丸以雀卵，饮以鲍鱼汁，治气竭肝伤，脱血，血枯，妇人血枯经闭，丈夫阴痿精伤，名曰四乌鲗骨一藘茹丸。藘茹即茜草也，亦取其入少阴以生血，补中宫以统血。汁可染绛，似血而能行血欤。后人以此三味入乌骨白丝毛鸡腹内，以陈酒、童便煮烂，烘干为丸。以百劳水下五七十丸，治妇人倒经血溢于上，男子咳嗽吐血，左手关脉弦，背上畏寒，有瘀血者。

**茯苓**　气味甘、平，无毒。主胸胁逆气，忧恚惊邪恐悸，心下结痛，寒热烦满，咳逆，口焦舌干，利小便。久服安魂养神，不饥延年。

陈修园曰：茯苓气平入肺，味甘入脾。肺能通调，脾能转输，其功皆在于"利小便"一语。胸为肺之部位，胁为肝之部位，其气上逆则忧恚惊邪恐悸，七情之用因而弗调。心下为太阳之部位，水邪停留则结痛；水气不化则烦满；凌于太阴则咳逆；客于营卫则发热恶寒；内有宿饮则津液不升，为口焦舌干，唯得小便一利，则水行而气化，诸疾俱愈矣。久服安魂养神、不饥延年者，以肺金为天，脾土为地，位一身之天地，而明其上下交和之效也。

**猪苓**　气味甘，平，无毒。主痎疟，解毒，蛊疰不祥，利水道。久服轻身耐老。

陈修园曰：猪苓气平，禀金气而入肺；味甘无毒，得土味而入脾。肺主治节，脾主转输，所以能利水道。又考此物，出土时带甘，久则淡然无味，无味则归于膀胱。膀胱为太阳，其说有二：一曰经络之太阳，一曰六气之太阳。何谓经络之太阳？其腑在下而主水，得上焦肺气之化，中焦脾气之运，则下焦愈治。所谓上焦如雾，中焦如沤，下焦如渎，俾决渎之用行于州都，则州都中自有云行雨施之景象，利水如神，有由来也，且不独利水道也。

六气之太阳名曰巨阳，应天道居高而卫外，乃心君之藩篱也。凡风寒初感，无非先入太阳之界，治不得法，则留于膜原而为疟，久则为痎。即伤寒杂病似疟非疟者，皆在此例。但得猪苓之通利水道，水行气化，水精四布，溙溙汗出，则营卫和而诸邪俱解。仲景五苓散、桂枝去桂加茯苓白术汤非于此得其悟机乎？若阳明之渴欲饮水，小便不利；少阴之咳呕而渴，心烦不眠，热疟多兼此症。总于利水道中，布达太阳之气，使天水循环，滋其枯燥，即仲景猪苓汤之义也。且太阳为天，光明清湛，清湛则诸毒可解，光明则蛊疰不祥自除。又云"久服轻身耐老"者，溺得阳气之化而始长，溺出不能远射，阳气衰于下也；溺出及溺已时头摇者，头为诸阳之会，从下以验其上之衰也，此皆老态，得猪苓助太阳之气而可耐之。然此特圣人开太阳之治法，非谓猪苓之淡可赖也。

**牡桂**[①]　气味辛、温，无毒。主上气咳逆，结气喉痹，吐吸，利关节，补中益气。久服通神，轻身不老。

牡，阳也。牡桂者，即今之桂枝、桂皮也，菌根也。菌桂即今之肉桂、厚桂也。然生发之机在枝干，

————————

① 牡桂：樟科植物肉桂的嫩枝为桂枝；干皮及枝皮为肉桂，牡桂、肉桂实为同一物。至于所说"菌桂"，当即今之官桂。

故仲景方中所用俱是桂枝，即牡桂也。时医以桂枝发表，禁不敢用，而所用肉桂，又必刻意求备，皆是为施治不愈，卸罪巧法。

张隐庵曰：桂本凌冬不凋，气味辛温，其色紫赤，水中所生之木火也。肺肾不交，则为上气咳逆之证，桂启水中之生阳，上交于肺，则上气平而咳逆除矣。结气喉痹者，三焦之气不行于肌腠，则结气而为喉痹，桂禀少阳之木气，通利三焦，则结气通而喉痹可治矣。吐吸者，吸不归根即吐出也，桂能引下气与上气相接，则吸入之气直至丹田而后出，故治吐吸也。关节者，两肘、两腋、两髀、两腘皆机关之室，周身三百六十五节，皆神气之周行，桂助君火之气，使心主之神而出入于机关，游行于骨节，故利关节也。补中益气者，补中焦而益上下之气也。久服则阳气盛而光明，故通神明。三焦通会元真于肌腠，故轻身不老。

徐忠可曰：近来肾气丸、十全大补汤俱用肉桂，盖杂温暖于滋阴药中，故无碍。至桂枝汤，因作伤寒首方，又因有春夏禁用桂枝之说，后人除有汗发热恶寒一证，他证即不用，甚至春夏则更守禁药不敢用矣。不知古人用桂枝，取其宣通血气，为诸药响导。即肾气丸古亦用桂枝，其意不止于温下也。他如《金匮》论虚损十方，而七方用桂枝。孕妇用桂枝汤安胎；又桂苓丸去癥；产后中风面赤，桂枝、附子、竹叶并用；产后乳子烦乱，呕逆，用竹皮大丸；内加桂枝，治热烦；又附方于建中加当归为内补。然则，桂枝岂非通用之药？若肉桂则性热下达，非下焦虚寒者不可用，而人反以为通用，宜其用之而多误矣。余自究心《金匮》以后，其用桂枝取效，变幻出奇，不可方物，聊一拈出以破时人之惑。

陈修园曰：《金匮》谓：气短有微饮，宜从小便去之，桂苓甘术汤主之，肾气丸亦主之。喻嘉言注：呼气短，宜用桂苓甘术汤以化太阳之气；吸气短，宜用肾气丸以纳少阴之气。二方俱藉桂枝之力，市医不晓也。第桂枝为上品之药，此时却塞于遇，而善用桂枝之人亦与之同病。癸亥岁，司马某公之媳，孀居数载，性好静，长日闭户独坐，得咳嗽病，服生地、麦冬、百合之类，一年余不效。延余诊之，脉细小而弦紧，纯是阴霾四布、水气滔天之象，断为水饮咳嗽，此时若不急治，半月后水肿一作，卢扁莫何！言之未免过激，诊一次后，即不复与商。嗣肿病大作，医者用槟榔、牵牛、葶苈子、厚朴、大腹皮、萝卜子为主，如焦白术、熟地炭、肉桂、附子、茯苓、车前子、牛膝、当归、芍药、海金沙、泽泻、木通、赤小豆、商陆、猪苓、枳壳之类，出入加减。计服二个月，其肿全消，人瘦如柴，下午气陷脚肿，次早亦消，见食则呕，冷汗时出，子午二时，烦躁不宁，咳嗽辄晕。医家以肿退为效，而病人时觉气散不能自支。又数日，大汗，呕逆，气喘欲绝，又延余诊之，脉如吹毛，指甲暗，四肢厥冷。余惊问其少君①曰：前此直言获咎，以致今日病不可为，余实不能辞其责也。但尊大人于庚申夏间将入都，沾恙一月，余进药三剂全愈，迄今三载，尚守服旧方，精神逾健，岂遂忘耶？兹两次遵命而来，未准一见，此证已束手无策，未知有何面谕？渠少君云：但求气喘略平。所以然者，非人力也。余不得已，以《金匮》苓桂术甘汤小剂应之（茯苓二钱，白术、桂枝、炙甘草各一钱）。次日又延，余知术拙不能为力，固辞之，别延医治。后一日殁。旋闻医辈私议，苓桂术甘汤为发表之剂，于前证不宜。夫苓桂术甘汤岂发表剂哉？只缘汤中之桂枝一味由来被谤，余用桂枝，宜其招谤也。噫！桂枝之屈于不知己，将何时得以大申其用哉？

桂枝性用，自唐宋以后，罕有明其旨。叔父引张隐庵之注，字字精确；又引徐忠可之论，透发无遗。附录近日治案，几于痛哭垂涕而道之。其活人无己之心，溢于笔墨之外。吾知桂枝之功用，从此大彰矣！又按：仲景书桂枝条下，有"去皮"二字，叶天士《医林指月》②方中每用桂末，甚觉可笑。盖仲景所用之桂枝，只取梢尖嫩枝，内外如一，若有皮骨者去之，非去枝上之皮也。诸书多未言及，特补之。受业侄凤腾、鸣岐注。

----

① 少君：儿子。
② 《医林指月》：疑为《临证指南医案》。

**菌桂**　气味辛、温、无毒。主百病，养精神，和颜色，为诸药先聘通使。久服轻身不老，面生光华，媚好常如童子。

陈修园曰：性用同牡桂。养精神者，内能通达脏腑也；和颜色者，外能通利血脉也；为诸药先聘通使者，辛香能分达于经络，故主百病也。与牡桂有轻重之分、上下之别。凡阴邪盛与药相拒者，非此不能入。

**橘皮**　气味苦辛、温，无毒。主胸中瘕热逆气，利水谷。久服去臭，下气通神。

陈修园曰：橘皮气温，禀春气而入肝；味苦入心，味辛入肺。胸中为肺之部位，唯其入肺，所以主胸中之瘕热逆气；疏泄为肝之专长，唯其入肝，所以能利水谷；心为君主之官，唯其入心，则君火明而浊阴之臭气自去。又推其所以得效之神者，皆其下气之功也。总结上三句，古人多误解。

又曰：橘皮筋膜似脉络，皮形似肌肉，宗眼似毛孔。人之伤风咳嗽，不外肺经。肺主皮毛，风之伤人，先于皮毛，次入经络而渐深。治以橘皮之苦以降气，辛以发散，俾从脾胃之大络，而外转于肌肉毛孔之外，微微从汗而解也。若削去筋膜，只留外皮，名曰橘红，意欲解肌止嗽，不知汗本由内而外，岂能离肌肉经络而直走于外？雷敩去白、留白之分，东垣因之，何不通之甚也！至于以橘皮制造为酱，更属无知妄作。查其制法：橘皮用水煮三次极烂，嚼之无辛苦味，晒干，外用甘草、麦冬、青盐、乌梅、元明粉、硼砂，熬浓汁浸晒多次，以汁干为度；又以人参、贝母研末拌匀，收贮数月后用之。据云能化痰疗嗽，顺气止渴生津，而不知全失橘皮之功用。橘皮治嗽，妙在辛以散之，今以乌梅之酸收乱之；橘皮顺气，妙在苦以降之，今以麦冬、人参、甘草之甘壅乱之；橘皮妙在温燥，故能去痰宽胀，今以麦冬、贝母、元明粉、硼砂、青盐之咸寒乱之，试问橘皮之本色何在乎？余尝究俗人喜服之由，总由入口之时得甘酸之味，则满口生津；得咸寒之性，则坚痰暂化，一时有验，彼此相传，而阴被其害者不少也。法制半夏，亦用此药浸造，罨①发黄衣收贮，贻害则一。

**枸杞**　气味苦、寒，无毒。主五内邪气，热中消渴，周痹风湿。久服坚筋骨，轻身不老，耐寒暑。

陈修园曰：枸杞气寒，禀水气而入肾；味苦无毒，得火味而入心。五内，即五脏。五脏为藏阴之地，热气伤阴即为邪气，邪气伏于中则为热中，热中则津液不足，内不能滋润脏腑而为消渴，外不能灌溉经络而为周痹。热甚则生风，热郁则成湿，种种相因，唯枸杞之苦寒清热可以统主之。"久服坚筋骨，轻身不老，

---

① 罨（yǎn）：覆盖，掩盖。

耐寒暑"三句，则又申言其心肾交补之功，以肾字从坚，补之即所以坚之也。坚则身健而轻，自忘老态；况肾水足可以耐暑，心火宁可以耐寒，洵为服食之上剂。然"苦寒"二字，《本经》概根、苗、花、子而言。若单论其子，严冬霜雪之中，红润可爱，是禀少阴水精之气兼少阴君火之化，为补养心肾之良药，但性缓不可以治大病、急病耳。

**木香** 气味辛、温，无毒。主邪气，辟毒疫瘟鬼，强志，主淋露。久服不梦寤魇寐。

张隐庵曰：木香其数五，气味辛温，上彻九天，禀手足太阴天地之气化，主交感天地之气，上下相通。治邪气者，地气四散也。辟毒疫瘟鬼者，天气光明也。强志者，天生水，水生则肾志强。主淋露者，地气上腾，气腾则淋露降。天地交感，则阴阳和，开阖利，故久服不梦寤魇寐。梦寤者，寤中之梦；魇寐者，寐中之魇也。

**杜仲** 气味辛、平，无毒。主腰膝痛，补中益精气，坚筋骨，强志，除阴下痒湿，小便余沥。久服轻身耐老。

参张隐庵：杜仲气味辛平，得金之气味；而其皮黑色而属水，是禀阳明、少阴金水之精气而为用也。腰为肾府，少阴主之；膝属大筋，阳明主之。杜仲禀少阴、阳明之气，故腰膝之痛可治也。补中者，补阳明之中土也；益精者，益少阴之精气也；坚筋骨者，坚阳明所属之筋，少阴所主之骨也；强志者，肾藏志，肾气得补而壮，气壮而志自强也。阳明燥气下行，故除阴下痒湿，小便余沥也。久服则金水相生，精气充足，故轻身耐老也。

**桑根白皮**　气味甘、寒，无毒。主伤中，五劳六极，羸瘦，崩中绝脉，补虚益气。旧本列为中品，今从《崇原》。

叶天士曰：桑皮气寒，禀水气而入肾；味甘无毒，得土味而入脾。中者，中州脾也。脾为阴气之原，热则中伤，桑皮甘寒，故主伤中。五劳者，五脏劳伤真气也；六极者，六腑之气虚极也。脏腑俱虚，所以肌肉削则羸瘦也。其主之者，桑皮甘以固脾气而补不足，寒以清内热而退火邪，邪气退而脾阴充，脾主肌肉，自然肌肉丰而劳极愈矣。崩中者，血脱也；脉者，血之府，血脱故脉绝不来也。脾统血而为阴气之原，甘能益脾，所以主崩中绝脉也。火与元气势不两立，气寒清火，味甘益气，气充火退，虚得补而气受益矣。

陈修园曰：今人以补养之药误认为清肺利水之品，故用多不效，且谓生用大泻肺气，宜涂蜜炙之。然此药忌火，不可不知。

张隐庵曰：桑割而复茂，生长之气最盛，故补续之功如此。

**桑上寄生** 气味苦、平，无毒。主腰痛，小儿背强，痈肿，充肌肤，坚发齿，长须眉，安胎。

张隐庵曰：寄生感桑气而寄生枝节间，生长无时，不假土力，夺天地造化之神功，故能资养血脉于空虚之地，而取效倍于他药也。主治腰痛者，腰乃肾之外候，男子以藏精，女子以系胞，寄生得桑精之气，虚系而生，故治腰痛。小儿肾形未足，似无腰痛之证，应有背强痈肿之疾，寄生治腰痛，则小儿背强痈肿亦能治之。充肌肤，精气外达也；坚发齿，精气内足也。精气外达而充肌肤，则须眉亦长；精气内足而坚发齿，则胎亦安。盖肌肤者，皮肉之余；齿者，骨之余；发与须眉者，血之余；胎者，身之余。以余气寄生之物，而治余气之病，同类相感如此。

**槐实** 气味苦、寒。主五内邪气热，止涎唾，补绝伤，五痔，火疮，妇人乳瘕，子脏急痛。

**柏实** 气味甘、平。主惊悸清心经之游火，安五脏滋润之功，益气壮火食气，火宁则气益也，除风湿痹得秋金之令，能燥湿平肝也，久服令人润泽美色，耳目聪明滋润皮肤及诸窍，不饥不老，轻身延年柏之性不假灌溉而能寿也。

徐灵胎曰：柏得天地坚刚之性以生，不与物变迁，经冬弥翠，故能宁心神，敛心气，而不为邪风游火所侵克也。人之生理谓之仁，仁藏于心；物之生机在于实，故实亦谓之仁。凡草木之仁，皆能养心气，以类相应也。

**大枣**　气味甘、平，无毒。主心腹邪气，安中，养脾气，平胃气，通九窍，助十二经，补少气、少津液，身中不足，大惊，四肢重，和百药。久服轻身延年。

陈修园曰：大枣气平入肺，味甘入脾。肺主一身之气，脾主一身之血，气血调和，故有以上诸效。

**朴硝**　气味苦、寒，无毒。主治百病，除寒热邪气，逐五脏六腑积聚，固结留癖，能化七十种石。炼饵服之，轻身神仙。

张隐庵曰：雪花六出，元精石六棱，六数为阴，乃水之成数也。朴硝、硝石，面上生牙，如圭角，作六棱，乃感地水之气结成，而禀寒水之气化，是以形类相同。但硝石遇火能焰，兼得水中之天气；朴硝止禀地水之精，不得天气，故遇火不焰也，所以不同者如此。

**朱砂**　气味甘、微寒，无毒。主身体五脏百病，养精神，安魂魄，益气明目，杀精魅邪恶鬼。久服通神明不老。

陈修园曰：朱砂气微寒入肾，味甘无毒入脾，色赤入心。主身体五脏百病者，言和平之药，凡身体五脏百病，皆可用而无顾忌也。心者，生之本，神之居也；肾者，气之源，精之处也。心肾交，则精神交养。随神往来者谓之魂，并精出入者谓之魄，精神交养则魂魄自安。气者得之先天，全赖后天之谷气而昌，朱砂味甘补脾所以益气。明目者，以石药凝金之气，金能鉴物；赤色得火之象，火能烛物也。杀精魅邪恶鬼者，具天地纯阳之正色，阳能胜阴，正能胜邪也。久服通神明不老者，明其水升火降之效也。

**滑石**　气味甘、寒，无毒。主身热泄澼，女子乳难，癃闭，利小便，荡胃中积聚寒热，益精气。久服轻身，耐饥，长年。

按：滑石气寒，得寒水之气，入手足太阳；味甘，入足太阴，且其色白兼入手太阴。所主诸病，皆清热利水之功也。益精延年，言其性之循不比他种石药偏之为害也。读者勿泥。

**紫石英**　气味甘、温，无毒。主心腹咳逆邪气，补不足，女子风寒在子宫，绝孕十年无子。久服温中，轻身延年。

陈修园曰：紫石英气温，禀木气而入肝；味甘无毒，得土味而入脾。咳逆邪气者，以心腹为脾之部位，人之呼吸出心肺而入肝肾，脾居中而转运，何咳逆之有？惟脾虚受肝邪之侮，不能下转而上冲，故为是病。

其主之者，温能散邪，甘能和中，而其质又重而能降也。补不足者，气温味甘，补肝脾之不足也。风寒入于子宫，则肝血不藏，脾血亦不统，往往不能生育，脾土之成数十，所以十年无子也。紫石英气温可以散子宫之风寒，味甘可以益肝脾之血也。久服温中轻身延年者，夸其补血纳气之力也。

按：白石英治略同，但紫色属阴，主治冲脉血海，功多在下；白为金色，主治消渴，兼理上焦之燥。

**赤石脂**　气味甘、平，无毒。主黄疸，泄痢，肠澼脓血，阴蚀，下血赤白，邪气痈肿，疽痔恶疮，头疡疥瘙。久服补髓益气，肥健不饥，轻身延年。五色石脂，各随五色补五脏。

陈修园曰：赤石脂气平禀金气，味甘得土味，手足太阴药也。太阴湿胜，在皮肤则为黄疸，在肠胃则为泄痢，甚则为肠澼脓血；下注于前阴，则为阴蚀，并见赤白浊、带下；注于后阴，则为下血，皆湿邪之气为害也。石脂具湿土之质，而有燥金之用，所以主之。痈肿、疽痔、恶疮、头疡、疥瘙等症，皆湿气郁而为热，热盛生毒之患，石脂能燥湿化热，所以主之。久服补髓益气、肥健不饥、延年者，湿去则津生，自能补髓益气、补髓助精、益气助神也。精神交会于中土，故有肥健不饥、轻身延年之效也。

**禹余粮**　气味甘寒，无毒。主咳逆补中降气，不使上逆，**寒热**除脾胃湿滞之寒热，非谓可以通治寒热，**烦满**性寒除热，即可以止烦；质重降逆，即可以泄满，**下利赤白**除湿热之功，**血闭癥瘕**消湿热所滞之瘀积，**大热**热在阳明者，热必甚，此能除之。**炼饵服之不饥**其质类谷粉而补脾土，所以谓之粮而能充饥也，**轻身延年**补养后天之效。

按：李时珍曰：生池泽者，为禹余粮；生山谷者，为太一余粮。《本经》虽分两种，而治体则同。

**发髲**①　气味苦、温，无毒。主五癃，关格不通，利小便水道，疗小儿惊，大人痓，仍自还神化。以皂荚水洗净，复用甘草水洗、盐水洗，晒干，入瓶内，以盐土固济，煅存性，谓之血余灰，研极细用。

陈修园曰：心主血，发者血之余也，属手少阴心。经云：肾之合骨也，其荣发也，属足少阴肾。又云：皮毛者，肺之合也。发亦毛类，属手太阴肺。肺为水源，小肠为心府，故主五癃，关格不通，水道不利等证。调肺气，宁心神，除心肺之痰，故主小儿痫，大人痓等症。其曰"仍自还神化"者，谓发为血余，乃水精奉心化血所生，今取以炼服，仍能入至阴之脏，助水精而上奉心脏之神，以化其血也。后人惑于以人补人之说，每用紫河车增热为害，十服十死，不如用此药之验。

---

①　发髲（bì）：头发。髲，假发。

**龙骨** 气味甘、平，无毒。主心腹鬼疰精物老魅，咳逆，泄痢脓血，女子漏下，癥瘕坚结，小儿热气惊痫。

陈修园曰：龙得天地纯阳之气，凡心腹鬼疰精物，皆属阴气作祟，阳能制阴也。肝属木而得东方之气，肝火乘于上则为咳逆，奔于下则为泄痢脓血，女子漏下，龙骨能敛戢肝火，故皆治之。且其用变化莫测，虽癥瘕坚结难疗，亦能穿入而攻破之。至于惊痫癫痉，皆肝气上逆挟痰而归迸入心，龙骨能敛火安神、逐痰降逆，故为惊痫癫痉之圣药。仲景风引汤，必是熟读《本经》从此一味悟出全方，而神妙变化，亦如龙之莫测。余今详注此品，复为之点睛欲飞矣。

痰，水也，随火而升。龙属阳而潜于海，能引逆上之火、泛滥之水而归其宅。若与牡蛎同用，为治痰之神品。今人只知其性涩以止脱，何其浅也。

**阿胶** 气味甘、平，无毒。主心腹内崩，劳极洒洒如疟状，腰腹痛，四肢酸疼，女子下血，安胎。久服轻身益气。

陈修园曰：阿胶以阿井之水，入黑驴皮煎炼成胶也。《内经》云：手少阴外合于济水，内合于心，故能入心。又云：皮毛者，肺之合也，以皮煎胶，故能入肺；味甘无毒，得地中正之土气，故能入脾。凡心包之血不能散行经脉，下入于腹，则为崩堕，阿胶入心补血，故能治之。劳极气虚，皮毛洒洒如疟状之先寒，阿胶入肺补气，故能治之。脾为后天生血之本，脾虚则阴血内枯，腰腹空痛，四肢酸疼，阿胶补养脾阴，故能治之。且血得脾以统，所以有治女子下血之效；胎以血为养，所以有安胎之效。血足气亦充，所以有轻身益气之效也。

东阿井，在山东兖州府阳谷县东北六十里，即古之东阿县也。此清济之水，伏行地中，历千里而发于此井，其水较其旁诸水，重十之一二不等。人之血脉，宜伏而不宜见，宜沉而不宜浮，以之制胶，正与血脉相宜也。必用黑皮者，以济水合于心，黑色属于肾，取水火相济之义也。所以妙者，驴亦马类，属火而动风，肝为风脏而藏血，今借驴皮动风之药，引入肝经；又取阿水沉静之性，静以制动，俾风火熄而阴血生逆痰降。此《本经》性与天道之言，得闻文章之后，犹难语此，况其下乎？

**白胶**　气味甘、平，无毒。主伤中劳绝，腰痛羸瘦，补中益气，妇人血闭无子，止痛安胎。久服轻身延年。

陈修园曰：白胶即鹿角煎熬成胶，何以《本经》白胶列为上品，鹿茸列为中品乎？盖鹿茸温补过峻，不如白胶之甘平足贵也。功用略同，不必再释。其主妇人血闭，止痛安胎者，皆补冲脉血海之功也。轻身延年者，精足血满之效也。

**牛黄**　气味苦、平。主惊痫，寒热，热盛狂痓，除邪逐鬼。

**麝香**　气味辛、温，无毒。主辟恶气，杀鬼精物，去三虫虫毒，温疟惊痫。久服除邪，不梦寤魇寐。

参：麝食柏叶、香草及蛇虫，其香在脐，为诸香之冠。香者，天地之正气也，故能辟恶而杀毒。香能通达经络，故能逐心窍凝痰，而治惊痫；驱募原邪气，以治温疟。而魇寐之证，当熟寐之顷心气闭塞而成，麝香之香气最盛，令闭者不闭，塞者不塞，则无此患矣。孕妇忌之。

**石蜜①**　气味甘、平，无毒。主心腹邪气，诸惊痫痓，安五脏诸不足，益气补中，止痛解毒，除众病，和百药。久服强志轻身，不饥不老。

陈修园曰：石蜜气平，禀金气而入肺；味甘无毒，得土味而入脾。心腹者，自心下以及大小腹与胁肋而言也；邪气者，六淫之气自外来，七情之气自内起，非固有之气即为邪气也。其主之者，甘平之用也。诸惊痫痓者，厥阴风木之为病也。其主之者，养胃和中，所谓厥阴不治取之阳明是也。脾为五脏之本，脾得补

---

① 石蜜：蜂蜜之异名。

而安，则五脏俱安，而无不足之患矣。真气者，得于天而充于谷，甘味益脾，即所以益气而补中也。止痛者，味甘能缓诸急。解毒者，气平能胜诸邪也。诸花之精华，采取不遗，所以能除众病；诸花之气味，酝酿合一，所以能和百药也。久服强志轻身、不饥不老者，皆调和气血、补养精神之验也。

**龟板**　气味甘、平，无毒。主漏下赤白，破癥瘕痎疟，五痔阴蚀，湿痹，四肢重弱，小儿囟不合。久服轻身不饥。

陈修园曰：龟甲诸家俱说大补真水，为滋阴第一神品，而自余视之，亦不尽然。大抵介虫属阴，皆能除热；生于水中，皆能利湿；其甲属金，皆能攻坚，此外亦无他长。《本经》云主治漏下赤白者，以湿热为病，热胜于湿则漏下赤色，湿胜于热则漏下白色，龟甲专除湿热，故能治之也。破癥瘕者，其甲属金，金能攻坚也。痎疟，老疟也，疟久不愈，湿热之邪痼结阴分，唯龟甲能入阴分而攻之也。火结大肠则生五痔，湿浊下注则患阴蚀，肺合大肠，肾主阴户，龟甲性寒以除其热，气平以消其湿也。脾主四肢，因湿成痹以致重弱，龟居水中，性能胜湿，甲属甲胄，质主坚强，故能健其四肢也。小儿囟骨不合，肾虚之病，龟甲主骨，故能合之也。久服身轻不饥者，言阴精充足之效也。

**牡蛎**　气味咸、平、微寒，无毒。主伤寒寒热，温疟洒洒，惊恚怒气，除拘缓，鼠瘘，女子带下赤白。久服强骨节，杀邪鬼，延年。按：补阴则生捣用，若煅过则成灰，不能补阴矣。方书注云：服用者皆取粉，外治之法。荒经者误收，遂相沿不改矣。

陈修园曰：牡蛎气平者，金气也，入手太阴肺经；微寒者，寒水之气也，入膀胱经；味咸者，真水之味也，入足少阴肾经。此物得金水之性。凡病起于太阳，皆名曰伤寒；传入少阳之经，则为寒热往来。其主之者，藉其得秋金之气，以平木火之游行也。温疟者，但热不寒之疟疾，为阳明经之热病；洒洒者，即阳明白虎证中背微寒、恶寒之义，火欲发而不能径达也。主以牡蛎者，取其得金之气，以解炎暑之苛。白虎汤命名，亦同此意也。惊恚怒气，其主在心，其发在肝。牡蛎气平，得金之用以制木；味咸，得水之用以济火也。拘者筋急，缓者筋缓，为肝之病。鼠瘘即瘰疬之别名，为三焦胆经火郁之病，牡蛎之平以制风，寒以胜火，咸以软坚，所以咸主之。止"带下赤白"与"强骨节"二句，其义互见于龟板注中，不赘。杀鬼邪者，补肺而申其清肃之威；能延年者，补肾而得其益精之效也。

**桑螵蛸**　气味咸、平。主伤中，疝瘕，阴痿，益精生子，女子血闭，腰痛，通五淋，利小便水道。

陈修园曰：螵蛸，螳螂之子也。气平属金，味咸属水。螳螂于诸虫中，其性最刚，以其具金性，能使肺之治节申其权，故主疝瘕、女子血闭，通五淋，利小便水道也。又具水性，能使肾之作强得其用，故主阴痿，益精生子，腰痛也。其主伤中者，以其生于桑上，得桑气而能续伤也。今人专取其缩小便，虽曰能开而亦能阖，然要其本性，在此而不在彼。

# 卷　三

## 中　品

　　**干姜**　气味辛、温，无毒。主胸满咳逆上气，温中止血，出汗，逐风湿痹，肠澼下痢。生者尤良。

　　陈修园曰：干姜气温，禀厥阴风木之气，若温而不烈，则得冲和之气而属土也；味辛，得阳明燥金之味，若辛而不偏，则金能生水而转润矣，故干姜为脏寒之要药也。胸中者，肺之分也，肺寒则金失下降之性，气壅于胸中而满也，满则气上，所以咳逆上气之症生焉。其主之者，辛散温行也。中者，土也，土虚则寒，而此能温之。止血者，以阳虚阴必走，得暖则血自归经也。出汗者，辛温能发散也。逐风湿痹者，治寒邪之留于筋骨也。治肠澼下痢者，除寒邪之陷于肠胃也。以上诸治皆取其雄烈之用，如孟子所谓刚大浩然之气塞乎天地之间也。生则辛味浑全，故又申言曰生者尤良。即《金匮》治肺痿用甘草干姜汤自注炮用，以肺虚不能骤受过辛之味，炮之使辛味稍减，亦一时之权宜，非若后世炮黑、炮灰，全失姜之本性也。叶天士亦谓炮黑入肾，何其陋欤？

**生姜**　气味辛、微温，无毒。久服去臭气，通神明。

陈修园曰：凡药气温属厥阴风木，大温为热，属少阴君火；微温禀春初之木气，则专入足少阳胆经也。味辛属阳明燥金，大辛属手太阴肺、手阳明大肠；微辛为土中之金，则专入足阳明胃经也。仲景桂枝汤等，生姜与大枣同用者，取其辛以和肺卫，得枣之甘以养心营，合之能兼调营卫也。真武汤、茯苓桂枝汤用之者，以辛能利肺气，气行则水利汗止，肺为水之上源也。大小柴胡汤用之者，以其为少阳本经之药也。吴茱萸汤用之者，以其安阳明之气，阳明之气以下行为顺，而呕自止矣。少阴之气上交于阳明中土，而利亦止矣。凡此之类，《本经》虽未明言，而仲景于气味中独悟其神妙也。久服去臭气通神明者，以臭气为浊阴之气，神明为阳气之灵，言其有扶阳抑阴之效也。今人只知其散邪发汗，而不知其有匡正止汗之功，每于真武汤、近效白术汤，辄疑生姜而妄去之，皆读书死于句下过也。又病家每遇方中有生姜，则曰素有血疾，或曰曾患眼赤及喉痹等症，不敢轻服。是亦自置死地也，又何怨哉？

**葱白**　气味辛、平，无毒。作汤，治伤寒寒热，中风面目浮肿，能出汗。

陈修园曰：葱白辛平发汗。太阳为寒水之经，寒伤于表则发热恶寒，得葱白之发汗而解矣。风为阳邪，多伤于上，风胜则面目浮肿，得葱白之发汗而消矣。此犹人所易知也，至于仲景通脉四逆汤，面赤者加葱，非取其引阳气以归根乎？白通汤以之命名者，非取其叶下之白，领姜、附以入肾宫，急救自利无脉，命在顷刻乎？二方皆回阳之神剂，回阳先在固脱，仲师岂反用发汗之品？学者不参透此理，总属误人之庸医。

**当归**　气味苦、温，无毒。主咳逆上气，温疟，寒热洗洗[①]在皮肤中，妇人漏下绝子，诸恶疮疡，金疮煮汁饮之。

参各家说：当归气温，禀木气而入肝；味苦无毒，得火味而入心。其主咳逆上气者，心主血，肝藏血，血枯则肝木挟心火而刑金，当归入肝养血，入心清火，所以主之也。肝为风，心为火，风火为阳，阳盛则为但热不寒之温疟，而肺受风火之邪，肺气怯不能为皮毛之主，故寒热洗洗在皮肤中。当归能令肝血足而风定，心血足而火息，则皮肤中之寒热可除也。肝主藏血，补肝即所以止漏也。手少阴脉动甚为有子，补心

---

① 洗洗：形寒貌。《神农本草经·白薇》："温疟，洗洗发作有时"。

即所以种子也。疮疡皆属心火，血足则心火息矣。金疮无不失血，血长则金疮瘳矣。"煮汁饮之"四字别言，先圣大费苦心，谓：中焦受气，取汁变化而赤是谓血。当归煮汁，滋中焦之汁，与地黄作汤同义。可知时传炒燥、土炒，反涸其自然之汁，大失经旨。

**川芎** 气味辛、温，无毒。主中风入脑，头痛，寒痹，筋挛缓急，金疮，妇人血闭无子。

陈修园曰：川芎气温，禀春气而入肝；味辛无毒，得金味而入肺。风为阳邪，而伤于上，风气通肝，肝经与督脉会于巅顶而为病，川芎辛温而散邪，所以主之。血少不能热肤，故生寒而为痹；血少不能养筋，故筋结而为挛，筋纵而为缓，筋缩而为急，川芎辛温而活血，所以主之。治金疮者，以金疮从皮肤以伤肌肉，川芎禀阳明金气，能从肌肉而达皮肤也。妇人以血为主，血闭不通，则不生育，川芎辛温，通经而又能补血，所以治血闭无子也。

**淫羊藿** 气味辛、寒，无毒。主阴痿绝伤，茎中痛，利小便，益气力，强志。羊脂拌炒。

陈修园曰：淫羊藿气寒，禀天冬水之气而入肾；味辛无毒，得地之金味而入肺。金水二脏之药，细味经文，俱以补水脏为主。阴者，宗筋也，宗筋属于肝木，木遇烈日而痿，一得气寒之羊藿，即如得甘露而挺矣。绝伤者，络脉绝而不续也。《金匮》云：络脉者，阴精阳气所往来也。羊藿气寒味辛，具水天之气环转运行而能续之也。茎，玉茎也，火郁于中则痛，热者清之以寒，郁者散之以辛，所以主茎中痛也。小便主于膀胱，必假三焦之气化而出，三焦之火盛，则孤阳不化而为溺短、溺闭之症，一得羊藿之气寒味辛，金水相涵，阴气濡布，阳得阴而化，则小便利矣。肺主气，肾藏志。孟夫子云：夫志，气之帅也。润肺之功归于补肾，其益气力强志之训，即可于孟夫子善养刚大之训悟之也。第此理难与时医道耳。

叶天士云：淫羊藿浸酒治偏风不遂，水涸腰痛。

**荆芥** 气味辛、温，无毒。主寒热，鼠瘘，瘰疬，生疮，破结聚气，下瘀血，除湿疸。

参：荆芥气温，禀木气而入肝胆；味辛无毒，得金味而入肺。气胜于味，以气为主，故所主皆少阳相火、厥阴风木之症。寒热往来，鼠瘘，瘰疬，生疮等症，乃少阳之为病也，荆芥辛温以发相火之郁，则病愈矣。饮食入胃，散精于肝，肝不散精，则气滞而为积聚。肝藏主血，血随气而运行，肝气一滞，则血亦滞而为瘀，乃厥阴之为病也。荆芥辛温以达肝木之气，则病愈矣。其除湿疸者，以疸成于湿，荆芥温而兼辛，辛入肺而调水道，水道通则湿疸除矣。今人炒黑，则变为燥气而不能达，失其辛味而不能发，且谓为产后常用之品，昧甚！

**麻黄**　气味苦、温，无毒。主中风伤寒头痛，温疟，发表出汗，去邪热气，止咳逆上气，除寒热，破癥坚积聚。去节良。

陈修园曰：麻黄气温，禀春气而入肝；味苦无毒，得火味而入心。心主汗，肝主疏泄，故为发汗上药，其所主皆系无汗之症。太阳症中风伤寒头痛，发热恶寒，无汗而喘，宜麻黄以发汗。但热不寒，名曰温疟，热甚无汗，头痛，亦宜麻黄以发汗。咳逆上气，为手太阴之寒症，发热恶寒，为足太阳之表证，亦宜麻黄以发汗。即癥坚积聚为内病，亦系阴寒之气凝聚于阴分之中，日积月累而渐成，得麻黄之发汗，从阴出阳，则癥坚积聚自散。凡此皆发汗之功也。

根节古云止汗，是引止汗之药以达于表而速效，非麻黄根节自能止汗，旧解多误。

**葛根**　气味甘、辛、平，无毒。主消渴，身大热，呕吐，诸痹，起阴气，解诸毒。

**葛谷**①　气味甘、平，无毒。主下痢十岁以上。

叶天士曰：葛根气平，禀天秋平之金气，入手太阴肺经；味甘辛无毒，得地金土之味，入足阳明燥金胃。其主消渴者，辛甘以升腾胃气，气上则津液生也。其主身大热者，气平为秋气，秋气能解大热也。脾有

---

①　葛谷：为豆科植物葛的种子。

湿热，则壅而呕吐，葛根味甘，升发胃阳，胃阳鼓动，则湿热下行而呕吐止矣。诸痹皆起于气血不流通，葛根辛甘和散，气血活，诸痹自愈也。阴者从阳者也，人身阴气，脾为之原，脾与胃合，辛甘入胃，鼓动胃阳，阳健则脾阴亦起也。甘者，土之冲味；平者，金之和气，所以解诸毒也。

张隐庵曰：元人张元素谓葛根为阳明仙药，若太阳初病用之，反引邪入阳明等论，皆臆说也。余读仲祖《伤寒论》方，有葛根汤治太阳病项背几几；又治太阳与阳明合病。若阳明本病，只有白虎、承气诸汤，并无葛根汤证，况葛根主宣通经脉之正气以散邪，岂反引邪内入耶？前人学不明经，屡为异说，李时珍一概收录，不加辨正，学者看本草发明，当合经论参究，庶不为前人所误。

**黄芩**　气味苦、寒，无毒，主诸热，黄疸，肠澼泄痢，逐水，下血闭，恶疮，疽①蚀，火疡②。

陈修园曰：黄芩与黄连、黄柏皆气寒味苦而色黄，主治大略相似。大抵气寒皆能除热，味苦皆能燥湿，色黄者皆属于土，黄而明亮者则属于金，金借土之色以为色，故五金以黄金为贵也。但黄芩中空似肠胃，肠为手阳明，胃为足阳明，其主诸热者，指肠胃

---

① 疽：原作"疸"，据下文文义改。
② 火疡：病名，即火疳。多因火毒之邪侵犯白睛，滞结为疳。

诸热病而言也。黄疸为大肠经中之郁热；肠澼泄痢
者，为大肠腑中之郁热。逐水者，逐肠中之水。下血
闭者，攻肠中之蓄血。恶疮、疽蚀、火疡者，为肌肉
之热毒，阳明主肌肉，泻阳明之火即所以解毒也。
《本经》之言主治如此，仲景于少阳经用之，于心下
悸易茯苓，于腹痛易芍药，又于《本经》言外别有会
悟也。

**玄参** 气味苦、微寒，无毒。主腹中寒热积聚，
女子产乳余疾，补肾气，令人明目。

陈修园曰：玄参所以治腹中诸疾者，以其启肾气
上交于肺，得水天一气，上下环转之妙用也。张隐庵
诠解甚妙，详于丹参注中。其云主产乳余疾者，以产
后脱血则阴衰，而火无所制，治之以寒凉既恐伤中，
加之以峻补又恐拒隔，惟玄参清而带微补，故为产后
要药。令人明目者，黑水神光属肾，补肾自能明
目也。

**丹参** 气味苦、微寒，无毒。主心腹邪气，肠鸣
幽幽如走水，寒热积聚，破癥除瘕，止烦满，益气。

张隐庵曰：丹参、玄参皆气味苦寒，而得少阴之气
化。但玄参色黑，禀少阴寒水之精而上通于天；丹参色
赤，禀少阴君火之气而下交于地。上下相交，则中土自
和。故玄参下交于上，而治腹中寒热积聚；丹参上交于
下，而治心腹寒热积聚。君火之气下交，则土温而水不

泛溢，故治肠鸣幽幽如走水。破癥除瘕者，治寒热之积聚也；止烦满益气者，治心腹之邪气也。夫止烦而治心邪，止满而治腹邪，益正气所以治邪气也。

陈修园曰：今人谓一味丹参功兼四物汤，共认为补血行血之品，为女科之专药，而丹参之真功用掩矣。

**丹皮**　气味辛、寒，无毒。主寒热，中风瘈疭，惊痫邪气，除癥坚瘀血留舍肠胃，安五脏，疗痈疮。

陈修园曰：丹皮气寒，禀水气而入肾；味辛无毒，得金味而入肺。心火具炎上之性，火郁则寒，火发则热，丹皮禀水气而制火，所以主之。肝为风脏，中风而害其筋则为瘈疭，中风而乱其魂则为惊痫，丹皮得金味以平肝，所以主之。邪气者，风火之邪也，邪气动血，留舍肠胃，瘀积瘕坚，丹皮之寒能清热，辛能散结，可以除之。肺为五脏之长，肺安而五脏俱安。痈疮皆属心火，心火降而痈疮可疗。

**防己**　气味辛、平，无毒。主风寒温疟，热气诸痫，除邪，利大小便。

述：防己气平，禀金之气；味辛无毒，得金之味，入手太阴肺经。风寒温疟者，感风寒而患但热不寒之疟也。热气诸痫者，心有热而患牛、马、猪、羊、鸡诸痫也。温热皆为阳邪，痫疟皆属风木，防己辛平可以统治之。除邪者，又申言可除以上之邪气也。肺为水之上源，又与大肠为表里，防己之辛平调肺气，则二便利矣。

张隐庵曰：经云：水道不行则形消气索。是水有随气而运行于肤表者，有水火上下之相济者，如气滞而水不行则为水病、痰病矣。防己生于汉中者，破之纹如车辐，茎藤空通，主通气行水，以防己土之制，故有防己之名。《金匮》方治水病有防己黄芪汤、防己茯苓汤；治痰病有木防己汤、防己加茯苓芒硝汤；《千金》治遗尿，小便涩，有三物木防己汤。盖气运于上，而水能就下也。而李东垣有云：防己乃下焦血分之药，病在上焦气分者禁用。又云：如险健之人，幸灾乐祸，首为乱阶，若善用之亦可敌凶突险。此瞑眩之药，故圣人存而不废。噫！如此议论，不知从何处参出？夫气化而后水行，防己乃行气利水之品，反云上焦气分不可用，何不通之甚乎？防己能运行去病，是运中有补。《本经》列于中品之前，奚为存而不废？缘其富而贪名，无格物实学，每为臆说，使后人遵之如格言，畏之若毒药，非古人之罪人乎？李时珍乃谓千古而下惟东垣一人，误矣。嗟嗟！安得伊黄人再世，更将经旨复重宣。

**狗脊**　气味苦、平。主腰背强，关机①缓急，周痹寒湿膝痛，颇利老人。

---

① 关机：指人体关节。

秦艽　气味苦、平，无毒。主寒热邪气，寒湿风痹，肢节痛，下水，利小便。

张隐庵曰：秦艽气味苦平，色如黄土，罗纹交纠，左右旋转，禀天地阴阳交感之气。盖天气左旋右转，地气右旋左转，左右者，阴阳之道路。主治寒热邪气者，地气从内以出外，阴气外交于阳，而寒热邪气自散矣。治寒湿风痹，肢节痛者，天气从外以入内，阳气内交于阴，则寒湿风三邪合而成痹以致肢节痛者可愈也。地气运行则水下，天气运行则小便利。

紫菀　气味苦、温，无毒。主咳逆上气，胸中寒热结气，去蛊毒，痿躄，安五脏。

张隐庵曰：紫者，黑赤之间色也；黑赤，水火之色也。紫菀气味苦温，禀火气也；其质阴柔，禀水气也。主治咳逆上气者，启太阳寒水之气从皮毛而合肺也。治胸中寒热结气者，助少阴火热之气，通利三焦而上达也。蛊毒在腹属土，火能生土，故去蛊毒。痿躄在筋属木，水能生木，故去痿躄。水火者，阴阳之征兆也，水火交则阴阳合，故安五脏。

知母　气味苦、寒，无毒。主消渴热中，除邪气，肢体浮肿，下水，补不足，益气。

叶天士曰：知母气寒，禀水气而入肾；味苦无毒，得火味而入心。肾属水，心属火，水不制火，火烁津液，则病消渴；火熏五内，则病热中。其主之者，苦清心火，寒滋肾水也。除邪气者，苦寒之气味能除燥火之邪气也。热胜则浮，火胜则肿，苦能清火，寒能退热，故主肢体浮肿也。肾者水脏，其性恶燥，燥则开合不利而水反蓄矣。知母寒滑，滑利关门而水自下也。补不足者，苦寒补寒水之不足也。益气者，苦寒益五脏之阴气也。

愚按：《金匮》有桂枝芍药知母汤，治肢节疼痛，身体尪羸，脚肿如脱，可知长沙诸方皆从《本经》来也。

**贝母**　气味辛、平，无毒。主伤寒烦热，淋沥邪气，疝瘕，喉痹，乳难，金疮，风痉。

陈修园曰：贝母气平味辛，气味俱属于金，为手太阴、手阳明药也。其主伤寒烦热者，取西方之金气以除酷暑。《伤寒沦》以白虎汤命名，亦此义也。其主淋沥邪气者，肺之治节行于膀胱，则邪热之气除，而淋沥愈矣。疝瘕为肝木受病，此则金平木也。喉痹为肺窍内闭，此能宣通肺气也。乳少为阳明之汁不通，金疮为阳明之经脉受伤，风痉为阳明之宗筋不利，贝母清润而除热，所以统治之。今人以之治痰嗽，大失经旨。且李士材谓贝母主燥痰，半夏主湿痰，二物如冰炭之反，皆臆说也。

**瓜蒌根**　气味苦、寒，无毒。主消渴，身热，烦满大热，补虚安中，续绝伤。

　　陈修园曰：瓜蒌根气寒，禀天冬寒之水气而入肾与膀胱；味苦无毒，得地南方之火味而入心。火盛烁液则消渴，火浮于表则身热，火盛于里则烦满大热，火盛则阴虚，阴虚则中失守而不安，瓜蒌根之苦寒清火，可以统主之。其主续绝伤者，以其蔓延能通阴络而续其绝也。实名瓜蒌，《金匮》取治胸痹，《伤寒论》取治结胸，盖以能开胸前之结也。

　　张隐庵曰：半夏起阴气于脉外，上与阳明相合而成火土之燥；花粉起阴津于脉中，天癸相合而能滋其燥金。《伤寒》、《金匮》诸方用半夏以助阳明之气，渴者燥热太过，即去半夏易花粉以滋之。圣贤立方加减，必推物理所以然。


　　**芍药**　气味苦、平，无毒。主邪气腹痛，除血痹，破坚积，寒热疝瘕，止痛，利小便，益气。

　　陈修园曰：芍药气平，是夏花而禀燥金之气；味苦，是得少阴君火之味。气平下降，味苦下泄而走血，为攻下之品，非补养之物也。邪气腹痛，小便不利及一切诸痛，皆气滞之病，其主之者，以苦平而泄其气也。血痹者，血闭而不行，甚则为寒热不调。坚积者，积久而坚实，甚则为疝瘕满痛者，皆血滞之病，其主之者，以苦平而行其血也。又云益气者，谓邪气得攻而净，则元气自然受益，非谓芍药能补气也。今人妄改圣经，以酸寒二字易苦平，误认为敛阴之品，杀人无算。试取芍药而嚼之，酸味何在乎？张隐庵云：赤芍、白芍花异而根无异。今肆中一种赤芍药，不知何物之根，为害殊甚。

**木通** 气味辛、平，无毒。主除脾胃寒热，通利九窍血脉关节，令人不忘，去恶虫。木通，《本经》名通草。陈士良撰《食性本草》改为木通。今复有所谓通草，即古之通脱木也，与此不同。

张隐庵曰：木通藤蔓空通，其色黄白，气味辛平，禀土金相生之气化，而为通关利窍之药也。禀土气，故除脾胃之寒热。藤蔓空通，故通利九窍、血脉、关节。血脉通而关窍利，则令人不忘。禀金气，故去恶虫。

防己、木通，皆属空通蔓草。防己取用在下之根，则其性自下而上，从内而外；木通取用在上之茎，则其性自上而下，自外而内，此根升梢降，一定不易之理。后人用之主利小便，须知小便之利，亦必上而后下，外而后内也。

**白芷** 气味辛、温。主女人漏下，赤白，血闭，阴肿，寒热，风侵头目①泪出，长肌肤，润泽，可作面脂。

---

① 风侵头目：原作"风头侵目"，据文义改。

**苦参**　气味苦、寒。主心腹结气，癥瘕积聚，黄疸，溺有余沥，逐水，除痈肿，补中，明目止泪。

徐灵胎曰：此以味为治也。苦入心，寒除火，故苦参专治心经之火，与黄连功用相近，但黄连似去心脏之火为多，苦参似去心腑小肠之火为多，则以黄连之气味清，而苦参之气味浊也。按："补中"二字，亦取其苦以燥脾之义也。

**水萍**　气味辛、寒。主暴热得水之气，故能除热，身痒湿热在皮肤，下水气萍入水不濡，故能涤水，胜酒水气胜则酒气散矣，长须发益皮毛之血气，主消渴得水气之助。久服轻身亦如萍之轻也。

徐灵胎曰：水萍生于水中，而能出水上，且其叶入水不濡，是其性能敌水者也。故凡水湿之病皆能治之。其根不著土而上浮水面，故又能主皮毛之疾。

**款冬花**　气味辛、温，无毒。主咳逆上气善喘，喉痹，诸惊痫，寒热邪气。

张隐庵曰：款冬生于水中，花开红白，气味辛温，从阴出阳，盖禀水中之生阳，而上通肺金之药也。太阳寒水之气，不从皮毛外交于肺，则咳逆上气而善喘，款冬禀水气而通肺，故可治也。厥阴、少阳木火之气结于喉中，则为喉痹，款冬得金水之气，金能平木，水能制火，故可治也。惊痫，寒热邪气为病不止一端，故曰诸惊痫，寒热邪气，款冬禀太阳寒水之气而上行外达，则阴阳水火之气自相交会，故可治也。

**厚朴**　气味苦、温，无毒。主中风，伤寒，头痛，寒热，惊悸，气血痹，死肌，去三虫。生用则解肌而达表，炙香则运土而助脾。

陈修园曰：厚朴气温，禀木气而入肝；味苦无毒，得火味而入心。然气味厚而主降，降则温而专于散，苦而专于泄，故所主皆为实症。中风有便溺阻隔症；伤寒有下之微喘症，有发汗后腹胀满症，大便硬症；头痛有浊气上冲症，俱宜主以厚朴也。至于温能散寒，苦能泄热，能散能泄，则可以解气逆之惊悸。能散则气行，能泄则血行，故可以治气血痹及死肌也。三虫本湿气所化，厚朴能散而泄之，则三虫可去也。宽胀下气，经无明文，仲景因其气味苦温而取用之，得《本经》言外之旨也。

**栀子**　气味苦寒，无毒。主五内邪气，胃中热气，面赤，酒疱齇①鼻，白癞，赤癞，疮疡。

陈修园曰：栀子气寒，禀水气而入肾；味苦，得火味而入心。五内邪气，五脏受热邪之气也。胃中热气，胃经热烦，懊憹不眠也。心之华在面，赤则心火盛也。鼻属肺，酒疱齇鼻，金受火克而色赤也。白癞为湿，赤癞为热，疮疡为心火。栀子下禀寒水之精，

---

①　齇（zhā）：鼻子上的红疱，即酒齇鼻。

上结君火之实，能起水阴之气上滋，复导火热之气下行，故统主之。以上诸症，唯生用之，气性尚存，若炒黑则为死灰，无用之物矣。仲景栀子豉汤用之者，取其交姤水火、调和心肾之功，加香豉以引其吐，非栀子能涌吐也，俗本谓栀子生用则吐，炒黑则不吐，何其陋欤？

按：仲景云旧有微溏者勿用。

**枳实**　气味苦、寒，无毒。主大风在皮肤中如麻豆苦痒，除寒热结，止痢，长肌肉，利五脏，益气。

张隐庵曰：枳实气味苦寒，冬不落叶，禀少阴标本之气化。臭香形圆，花白多刺，瓤肉黄白，又得阳明金土之气化。主治大风在皮肤中如麻豆苦痒者，得阳明金气而制风，禀少阴水气而清热也。除寒热结者，禀少阴本热之气而除寒，标阴之气而除热也。止痢、长肌肉者，得阳明中土之气也。五脏发原于先天之少阴，生长于后天之阳明，故主利五脏。得少阴之阴故益气，得阳明之气故轻身。

仲祖本论，有大承气汤，用炙厚朴、炙枳实；小承气汤，用生厚朴、生枳实，生熟之间，有意存焉，学者不可不参。

按：《本经》有枳实，无枳壳，唐《开宝》始分之。然枳壳即枳实之大者，性宣发而气散，不如枳实之完结，然既是一种，亦不必过分。

**黄檗**　音百，俗作黄柏，省笔之讹。气味苦寒，无毒。主五脏肠胃中结热，黄疸，肠痔，止泄利，女子漏下赤白，阴伤蚀疮。

陈修园曰：黄檗气寒，禀天冬寒之水气；味苦无毒，得地南方之火味；皮厚色黄，得太阴中土之化。五脏为阴，凡经言五脏者，皆主阴之药也。治肠胃中热结者，寒能清热也。治黄疸、肠痔者，苦能胜湿也。止泄利者，湿热泄痢，唯苦寒能除之，而且能坚之也。女子胎漏下血，因血热妄行；赤白带下及阴户伤蚀成疮，皆因湿热下注，黄檗寒能清热、苦可燥湿，所以主之。然皆正气未伤，热毒内盛，有余之病，可以暂用，否则，不可姑试也。

凡药之燥者未有不热，而寒者未有不湿。黄檗于清热之中而兼燥湿之效。

**山茱萸**　气味酸、平，无毒。主心下邪气，寒热，温中，逐寒湿痹，去三虫。久服轻身。去核。

陈修园曰：山萸色紫赤而味酸平，禀厥阴、少阳木火之气化。手厥阴心包、足厥阴肝，皆属于风木也；手少阳三焦、足少阳胆，皆属于相火也。心下巨阙穴，乃手厥阴心包之募，又心下为脾之分。曰邪气者，脾之邪实为肝木之邪也。足厥阴肝木血少气亢则克脾土，并于阳则热，并于阴则寒也。又寒热往来，为少阳之病。山萸禀木火之气化，故咸主之。山萸味酸收敛，敛火归于下焦。火在下谓之少火，少火生气，所以温中。山萸味酸入肝，肝主藏血，血能充肤热肉，所以逐周身寒湿之痹。三虫者，厥阴风木之化也，仲景乌梅丸之酸能治蛔厥，即此物悟出。肝者，敢也，生气生血之脏也。孙真人生脉散中有五味之酸，能治倦怠而轻身，亦从此物悟出。

张隐庵曰：仲祖八味丸用山茱萸，后人去桂、附改为六味丸，以山茱萸为固精补肾之药，此外并无他用，皆因安于苟简，不深讨故也。今详观《本经》，山茱萸之功能殆如此，学者能于《本经》之内会悟而广其用，庶无拘隘之弊。


**吴茱萸**　气味辛、温，有小毒。主温中，下气，止痛，又除湿，血痹，逐风邪，开腠理，咳逆，寒热。泡用。

陈修园曰：吴萸气温，禀春气而入肝；味辛有小毒，得金味而入肺。气温能驱寒，而大辛之味，又能俾肺令之独行而无所旁掣，故中寒可温，气逆可下，胸腹诸痛可止，皆肺令下行，坐镇而无余事。仲景取治阳明食谷欲呕症，及干呕吐涎沫症，从《本经》而会悟于言外之旨也。肺喜温而恶寒，一得茱萸之大温大辛，则水道通调而湿去。肝藏血，血寒则滞而成痹，一得茱萸之大辛大温，则血活而痹除。风邪伤人，则腠理闭而为寒热、咳逆诸症。茱萸大辛大温，开而逐

之，则咳逆、寒热诸症俱平矣。然犹有疑者，仲景用
药悉遵《本经》，而"少阴病吐利，手足逆冷，烦躁欲
死者，吴茱萸汤主之"二十字，与《本经》不符。而
不知少阴之脏皆本阳明水谷以资生，而复交于中土。
若阴阳之气不归中土，则上吐而下利；水火之气不归
中土，则下躁而上烦；中土之气内绝，则四肢逆冷而
过肘膝，法在不治。仲景取吴茱萸大辛大温之威烈，
佐人参之冲和，以安中气；姜、枣之和胃，以行四末，
专求阳明，是得绝处逢生之妙。张隐庵、叶天士之解
俱浅。

**杏仁**　气味甘、苦、温，冷利，有小毒。主咳逆
上气，雷鸣喉痹，下气产乳，金疮，寒心奔豚。汤泡去
皮尖，双仁者大毒勿用。

陈修园曰：杏仁气味甘苦，其实苦重于甘，其性
带湿，其质冷利。冷利者，滋润之意也。"下气"二字足
以尽其功用。肺实而胀，则为咳逆上气。雷鸣喉痹者，
火结于喉为痹痛，痰声之响如雷鸣也，杏仁下气，所
以主之。气有余便是火，气下即火下，故乳汁可通，
疮口可合也。心阳虚，则寒水之邪自下上奔，犯于心
位，杏仁有下气之功，伐寒水于下，即所以保心阳于
上也。凡此皆治有余之症，若劳伤咳嗽之人服之必死。
时医谓产于叭哒者味纯甘可用，而不知纯甘非杏仁之
正味。既无苦降之功，徒存其湿以生痰，甘以壅气，

阴受其害，至死不悟，惜哉！

**乌梅**　气味酸、温、平、涩，无毒。主下气，除热，烦满，安心，止肢体痛，偏枯不仁，死肌，去青黑痣，蚀恶肉。

陈修园曰：乌梅气平，禀金气而入肺；气温，禀木气而入肝；味酸无毒，得木味而入肝，味涩即酸之变味也。味胜于气，以味为主。梅得东方之味，放花于冬，成熟于夏，是禀冬令之水精，而得春生之气而上达也。主下气者，生气上达，则逆气自下矣。热烦躁，心不安，《伤寒论》厥阴症，以"气上撞心，心疼热"等字该之，能下其气，而诸病皆愈矣。脾主四肢，木气克土，则肢体痛；肝主藏血，血不灌溉，则偏枯不仁而为死肌，乌梅能和肝气，养肝血，所以主之。去青黑痣及蚀恶肉者，酸收之味，外治能消痣与肉也。

张隐庵云：后人不体经义，不穷物理，但以乌梅为酸敛收涩之药，而春生上达之性未之讲也。惜哉！

**犀角**　气味苦、酸、咸、寒，无毒。主百毒蛊疰，邪鬼瘴气，解钩吻、鸩羽、蛇毒，不迷惑魇寐。久服轻身。

陈修园曰：犀角气寒，禀水之气也；味苦酸咸无毒，得木火水之味也。主百毒蛊疰，邪鬼瘴气者，以犀为灵异之兽，借其灵气以辟邪也。解钩吻、鸩羽、蛇毒，除邪者，以牛属土而犀居水，得水土之精，毒物投水土中而俱化也。不迷惑魇寐，轻身者，言水火既济之效也。今人取治血症，与经旨不合。

**羚羊角**　气味咸，寒，无毒。主明目，益气，起阴，去恶血，注下，辟蛊毒，恶鬼不祥，常不魇寐。俗作羚羊。

参：羚羊角气寒味咸无毒，入肾与膀胱二经。主明目者，咸寒以补水，水足则目明也。益气者，水能化气也。起阴者，阴器为宗筋而属肝，肝为木，木得烈日而萎，得雨露而挺也。味咸则破血，故主去恶血；气寒则清热，故止注下也。蛊毒为湿热之毒也，咸寒可以除之。辟恶鬼不祥，常不梦魇寐者，夸其灵异通神之妙也。

# 卷　四

## 中　品

**鹿茸**　气味甘、温，无毒。主漏下恶血，寒热，惊痫，益气，强志，生齿，不老。

陈修园曰：鹿为仙兽而多寿，其卧则口鼻对尾闾以通督脉，督脉为通身骨节之主，肾主骨，故又能补肾。肾得其补，则志强而齿固，以志藏于肾，齿为骨余也。督得其补，则大气升举，恶血不漏，以督脉为阳气之总督也。然角中皆血所贯，冲为血海，其大补冲脉可知也。凡惊痫之病，皆挟冲脉而作。阴气虚不能宁谧于内，则附阳而上升，故上热而下寒；阳气虚不能周卫于身，则随阴而下陷，故下热而上寒。鹿茸入冲脉而大补其血，所以能治寒热惊痫也。至于长而为角，《别录》谓其主恶疮，逐恶气。以一点胚血，发泄已尽，只有拓毒消散之功也。

**鳖甲**　气味酸平，无毒。主心腹癥瘕，坚积寒热，去瘀疾，蚀肉，阴蚀，痔核，恶肉。

述：鳖甲气平，禀金气而入肺；味咸无毒，得水味而入肾。心腹者，合心下、大腹、小腹以及胁肋而言也。癥瘕坚硬之积，致发寒热，为厥阴之肝气凝聚，鳖甲气平可以制肝，味咸可以软坚，所以主之也。痞者，肝气滞也，咸平能制肝而软坚，故亦主之。蚀肉，阴蚀，痔核，恶肉，一生于鼻，鼻者肺之窍也，一生于二便，二便者肾之窍也，入肺肾而软坚，所以消一切恶肉也。

**白僵蚕**　气味咸、辛、平，无毒。主治小儿惊痫，夜啼，去三虫，灭黑䵟，令人面色好，男子阴疡病。凡禀金气色白之药，俱不宜炒。

述：僵蚕气平为秋气，味辛为金味，味咸为水味，禀金水之精也。治惊痫者，金能平木也。治夜啼者，金属乾而主天，天运旋转，昼开夜阖也。杀三虫者，虫为风木所化，金主肃杀也。灭黑䵟，令人面色好者，俾水气上滋也。治男子阴疡者，金能制风，咸能除痒也。

徐灵胎曰：僵蚕感风而僵，凡风气之疾皆能治之，盖借其气以相感也。

或问：因风以僵，何以反能治风？曰：邪之中人也，有气而无形，穿经透络，愈久愈深。以气类相反之药投之，则拒而不入；必与之同类者，和入诸药，使为响导，则药力至于病所，而邪与药相从，药性渐发，或从毛孔出，或从二便出，不能复留矣。此即从治之法也。风寒暑湿，莫不皆然。此神而明之之道，不专恃正治奏功矣。

**蚱蝉** 古人用蝉，今人用蜕，气性亦相近。气味咸、寒。主小儿惊痫，夜啼，癫病，寒热。

陈修园曰：蚱蝉气寒禀水气，味咸得水味，而要其感凉风清露之气以生，得金气最全。其主小儿惊痫者，金能平木也。蚱蝉日出有声，日入无声，故止夜啼也。癫病，寒热者，肝胆之风火也，蚱蝉具金水之气，金能制风，水能制火，所以主之。

张隐庵曰：蝉蜕、僵蚕，皆禀金水之精，故《本经》主治大体相同。但蝉饮而不食，溺而不粪；蚕食而不饮，粪而不溺，何以相同？经云：饮入于胃，上归于肺，谷入于胃，乃传之肺。是饮食虽殊，皆由肺气之通调，则尿粪虽异，皆禀肺气以传化矣。

**石膏** 气味辛、微寒，无毒。主中风寒热，心下逆气惊喘，口干舌焦，不能息，腹中坚痛，除邪鬼，产乳，金疮。

陈修园曰：石膏气微寒，禀太阳寒水之气；味辛无毒，得阳明燥金之味。风为阳邪，在太阳则恶寒发热，然必审其无汗烦躁而喘者，可与麻桂并用；在阳明则发热而微恶寒，然必审其口干舌焦大渴而自汗者，可与知母同用。曰心下气逆，即《伤寒论》气逆欲呕之互词；曰不能息，即《伤寒论》虚羸少气之互词。然必审其为解后里气虚而内热者，可与人参、竹叶、半夏、麦冬、甘草、粳米同用。腹中坚痛，阳明燥甚而坚，将至于胃实不大便之症；邪鬼者，阳明邪实，妄言妄见，或无故而生惊，若邪鬼附之。石膏清阳明之热，可以统治之。阳明之脉从缺盆下乳，石膏能润阴阳之燥，故能通乳。阳明主肌肉，石膏外糁[①]，又能愈金疮之溃烂也。但石品见火则成石灰，今人畏其寒而煅用，则大失其本来之性矣。

# 下　品

**附子**　气味辛、温，有大毒。主风寒咳逆邪气，温中，金疮，破癥坚积聚，血瘕，寒湿痿躄，拘挛，膝痛不能行步。以刀削去皮脐，每个剖作四块，用滚水微温泡三日，一日一换，去盐味，晒半燥，剖十六块，于铜器炒熟用之。近世以便煮之，非法也。

陈修园曰：《素问》谓以毒药攻邪是回生妙手，后人立补养等法是模棱巧术，究竟攻其邪而正气复，是攻之即所以补之也。附子味辛气温，火性迅发，无所不到，故为回阳救逆第一品药。《本经》云：风寒咳逆

① 糁（sàn）：通"撒"。

邪气，是寒邪之逆于上焦也；寒湿痿躄，拘挛，膝痛不能行步，是寒邪著于下焦筋骨也；癥坚积聚，血瘕，是寒气凝结，血滞于中也。考《大观》本"咳逆邪气"句下，有"温中，金疮"四字，以中寒得暖而温，血肉得暖而合也。大意上而心肺，下而肝肾，中而脾胃，以及血肉筋骨营卫，因寒湿而病者，无有不宜。即阳气不足，寒气内生，大汗，大泻，大喘，中风，卒倒等症，亦必仗此大气大力之品，方可挽回。此《本经》言外意也。

又曰：附子主寒湿，诸家俱能解到，而仲景用之，则化而不可知之谓神。且夫人之所以生者，阳也，亡阳则死。亡字分二字：一无方切，音忘，逃也，即《春秋传》出亡之义也；一微夫切，音无，无也，《论语》"亡而为有"，孟子问有余曰"亡矣"之义也。误药大汗不止为亡阳，如唐之幸蜀，仲景用四逆汤、真武汤等法以迎之；吐利厥冷为亡阳，如周之守府，仲景用通脉四逆汤、姜附汤以救之。且太阳之标阳外呈而发热，附子能使之交于少阴而热已。少阴之神机①病，附子能使自下而上而脉生，周行通达而厥愈。合苦甘之芍、草而补虚，合苦淡之苓、芍而温固，玄妙不能尽述。按其立法与《本经》之说不同，岂仲景之创见欤？然《本经》谓"气味辛温有大毒"

---

① 少阴之神机：此指心主神志、主血脉的功能。

七字，仲景即于此悟出附子大功用。温得东方风木之气，而温之至则为热，《内经》所谓少阴之上君火主之是也。辛为西方燥金之味，而辛之至则反润，《内经》所谓辛以润之是也。凡物性之偏处则毒，偏而至于无可加处则大毒。因"大毒"二字，知附子之温为至极，辛为至极也。仲景用附子之温有二法：杂于苓、芍、甘草中，杂于地黄、泽泻中，如冬日可爱，补虚法也；佐以姜、桂之热，佐以麻、辛之雄，如夏日可畏，救阳法也。用附子之辛，亦有三法：桂枝附子汤、桂枝附子去桂加白术汤、甘草附子汤，辛燥以祛除风湿也；附子汤、芍药甘草附子汤，辛润以温补水脏也；若白通汤、通脉四逆汤加人尿猪胆汁，则取西方秋收之气，保复元阳，则有大封大固之妙矣。后世虞天民、张景岳亦极赞其功，然不能从《本经》中纽绎其义，以阐发经方之妙，徒逞臆说以极赞之，反为蛇足矣。

**半夏**　气味辛、平，有毒。主伤寒寒热，心下坚，胸胀，咳逆，头眩，咽喉肿痛，肠鸣，下气，止汗。

陈修园曰：半夏气平，禀天秋金之燥气，而入手太阴；味辛有毒，得地西方酷烈之味，而入手足阳明。辛则能开诸结，平则能降诸逆也。伤寒寒热、心下坚者，邪积于半表半里之间，其主之者，以其辛而能开也。胸胀、咳逆、咽喉肿痛、头眩上气者，邪逆于巅顶、胸膈之上，其主之者，以其平而能降也。肠鸣者，大肠受湿，则肠中切痛而鸣濯濯①也，其主之者，以其辛平能燥湿也。又云止汗者，另著其辛中带涩之功也。仲景于小柴胡汤用之以治寒热，泻心汤用之以治胸满肠鸣，少阴咽痛亦用之，《金匮》头眩亦用之，且呕者必加此味，大得其开结降逆之旨。用药悉遵《本经》，所以为医中之圣。

又曰：今人以半夏功专祛痰，概用白矾煮之，服者往往致吐，且致酸心少食，制法相沿之陋也。古人只用汤洗七次，去涎，今人畏其麻口，不敢从之。余每年收干半夏数十斤，洗去粗皮，以生姜汁、甘草水浸一日夜，洗净，又用河水浸三日，一日一换，滤起蒸熟，晒干切片，隔一年用之，甚效。盖此药是太阴、阳明、少阳之大药，祛痰却非专长。故仲景诸方加减，俱云呕者加半夏，痰多者加茯苓，未闻以痰多加半夏也。

**大黄** 气味苦、寒，无毒。主下瘀血，血闭，寒热，破癥瘕积聚，留饮宿食，荡涤肠胃，推陈致新，通利水谷，调中化食，安和五脏。

陈修园曰：大黄色正黄而臭香，得土之正气正色，故专主脾胃之病。其气味苦寒，故主下泄。凡血瘀而闭，则为寒热；腹中结块，有形可征曰癥，忽聚忽散

---

① 濯（zhuó）濯：水激荡声。

曰瘕；五脏为积，六腑为聚，以及留饮宿食，得大黄攻下，皆能已之。自"荡涤肠胃"下五句，是申明大黄之效。末一句是总结上四句，又大申大黄之奇效也。意谓人只知大黄荡涤肠胃，功在推陈，抑知推陈即所以致新乎？人知大黄通利水谷，功在化食，抑知化食即所以调中乎？且五脏皆禀气于胃，胃得大黄运化之力而安和，而五脏亦得安和矣，此《本经》所以有黄良之名也。有生用者，有用清酒洗者。

**桃仁**　气味苦、甘、平，无毒。主瘀血，血闭，瘕瘕邪气，杀小虫。双仁者大毒。

陈修园曰：桃仁气平为金气，味苦为火味，味甘为土味。所以泻多而补少者，以气平主降，味苦主泄，甘味之少，不能与之为敌也。

徐灵胎曰：桃得三月春和之气以生，而花色最鲜明似血，故凡血郁血结之疾，不能调和畅达者，此能入于其中而和之散之。然其生血之功少而去瘀之功多者，何也？盖桃核本非血类，故不能有所补益。若瘀瘕皆已败之血，非生气不能流通。桃之生气皆在于仁，而味苦又能开泄，故能逐旧而不伤新也。

**旋覆花**　气味咸、温，有小毒。主结气，胁下满，惊悸，除水，去五脏间寒热，补中益气。

陈修园曰：旋覆花气温，禀风气而主散；味咸，得水味润下而软坚。味胜于气，故以味为主。唯其软坚，故结气，胁下满等症，皆能已之；唯其润下，故停水，惊悸及五脏郁滞而生寒热等症，皆能已之。藉咸降之力，上者下之，水气行，痰气消，而中气自然受补矣。《本经》名金沸草，《尔雅》名盗庚。七八月开花，如金钱菊。相传叶上露水滴地即生。

**桔梗**　气味辛、微温，有小毒。主胸胁痛如刀刺，腹满，肠鸣幽幽，惊恐悸气。

张隐庵曰：桔梗治少阳之胁满，上焦之胸痹，中焦之肠鸣，下焦之腹满。又惊则气上，恐则气下，悸则动中，是桔梗为气分之药，上中下皆可治也。张元素不参经义，谓桔梗乃舟楫之药，载诸药而不沉。今人熟念在口，终身不忘，以元素杜撰之言为是，则《本经》几可废矣！医门豪杰之士能明神农之《本经》，轩岐之《灵》、《素》，仲祖之《论》、《略》，则千百方书皆为糟粕。设未能也，必为方书所囿，而蒙蔽一生矣。可畏哉！

**葶苈子**　味辛寒。主癥瘕积聚结气水饮所结之疾，饮食寒热，破坚逐邪亦皆水气之疾，通利水道肺气降则水道自通。

徐灵胎曰：葶苈滑润而香，专泻肺气，肺为水源，故能泻肺即能泻水，凡积聚寒热从水气来者，此药主之。

大黄之泻从中焦始，葶苈之泻从上焦始。故《伤寒论》中承气汤用大黄，而陷胸汤用葶苈也。

**连翘**　气味苦、平。主寒热，鼠瘘，瘰疬，痈肿，恶疮，瘿瘤，结热，蛊毒。

**夏枯草**　气味苦、辛、寒。主寒热，瘰疬，鼠瘘，头疮，破癥，散瘿，结气，脚肿，湿痹，轻身。

**代赭石**　气味苦、寒，无毒。主鬼疰，贼风，蛊毒，杀精物恶鬼，腹中毒，邪气，女子赤沃①漏下。

述：代赭石气寒入肾，味苦无毒入心。肾为坎水，代赭气寒益肾，则肾水中一阳上升；心为离火，代赭味苦益心，则心火中一阴下降。水升火降，阴阳互藏其宅，而天地位②矣。故鬼疰、贼风、精魅恶鬼，以及蛊毒、腹中邪毒，皆可主之。肾主二便，心主血，血热则赤沃漏下。苦寒清心，心肾相交，所以主女子赤沃漏下。仲景旋覆代赭汤用之极少，后人昧其理而重用之，且赖之以镇纳诸气，皆荒经之过也。

---

① 赤沃：古病名，指利下赤色黏沫。
② 位：居，处。

# 本草附录

附录：《别录》、《唐本草》、《拾遗》、《药性》、海藏、《蜀本》、《开宝》、《图经》、《日华》、《补遗》。

**何首乌**　气味苦、温，无毒。主瘰疬，消痈肿，疗头面风疮，治五痔，止心痛，益血气，黑髭发，悦颜色。久服长筋骨，益精髓，延年不老。亦治妇人产后及带下诸疾。《开宝》

陈修园曰：后世增入药品，余多置而弗论，唯何首乌于久疟久痢多取用之。盖疟少阳之邪也，久而不愈，少阳之气惯为疟邪所侮，俯首不敢与争，任其出入往来，绝无忌惮，纵旧邪已退，而新邪复乘虚入之，则为疟。纵新邪未入，而营卫不调之气，自袭于少阳之界，亦为疟。首乌妙在直入少阳之经，其气甚雄，雄则足以折疟邪之势；其味甚涩，涩则足以堵疟邪之路。邪若未净者，佐以柴、芩、橘、半；邪若已净者，佐以参、术、芪、归，一二剂效矣。设初疟而即用之，则闭门逐寇，其害有不可胜言者矣。久痢亦用之者，以土气久陷，当于少阳求其生发之气也，亦以首乌之味最苦而涩，苦以坚其肾，涩以固其脱。宜温者，与姜、附同用；宜凉者，与芩、连同用，亦捷法也。此外，如疽疮、五痔之病，则取其蔓延而通经络。瘰疬之病，则取其入少阳之经。精滑、泄泻、崩漏之病，则取其涩以固脱。若谓首乌滋阴补肾，能乌须发，益气血，悦颜色，长筋骨，益精髓，延年，皆耳食之误也。凡物之能滋润者，必其脂液之多也；物之能补养者，必气味之和也。试问：涩滞如首乌，何以能滋？苦劣如首乌，何以能补？今之医辈竟奉为补药上品者，盖惑于李时珍《纲目》"不寒不燥，功居地黄之上"之说也。余二十年来目击受害者比比。以医为苍生之司命，不敢避好辩之名也。

**延胡索**　气味辛、温，无毒。主破血，妇人月经不调，腹中结块，崩中淋露，产后诸血症，血晕，暴血冲上，因损下血。煮酒或酒磨服。《开宝》

**肉豆蔻**　气味辛、温，无毒。主温中，消食，止泄，治精冷，心腹胀痛，霍乱，中恶，鬼气，冷疰，呕沫，冷气，小儿乳霍。《开宝》

**补骨脂**　气味辛、温，无毒。主五劳七伤，风虚冷，骨髓伤败，肾冷精流，及妇人血气，堕胎。《开宝》

陈修园曰：堕胎者，言其人素有堕胎之病，以此药治之，非谓以此药堕之也。上文主字，直贯至此。盖胎藉脾气以长，藉肾气以举，此药温补脾肾，所以大有固胎之功。数百年来，误以黄芩为安胎之品，遂疑温药碍胎，见《开宝》有"堕胎"二字，遂以"堕"字不作病情解，另作药功解，与上文不相连贯。李濒湖、汪切庵、叶天士辈因之，贻害千古。或问《本经》牛膝本文亦有"堕胎"二字，岂非以"堕"字作药功解乎？曰彼顶"逐血气"句来，唯其善逐，所以善堕。古书错综变化，难与执一不通者道。

**白豆蔻**　气味辛温，无毒。主积冷气，止吐逆，反胃，消谷下气。《开宝》

**缩砂仁**　气味辛、温、涩，无毒。主虚劳冷泻，宿食不消，赤白泄痢，腹中虚痛，下气。《开宝》

**郁金**　气味苦、寒，无毒。主血积，下气，生肌止血，破恶血，血淋，尿血，金疮。《唐本草》

陈修园曰：时医徇名①有二误：一曰生脉散，因其有"生脉"二字，每用之以救脉脱，入咽少顷，脉未生而人死矣；一曰郁金，因其命名为"郁"，往往取治于气郁之症，数服之后，气郁未解，而血脱立至矣。医道不明，到处皆然，而江、浙、闽、粤尤其甚者。

**神曲**　气味辛、甘、温，无毒。主化水谷宿食，癥结积聚，健脾暖胃。《药性》

————————————

①　徇名：望文生义之意。徇，通"殉"。

　　陈修园曰：凡曲蘖①皆主化谷，谷积服此便消。或鼻中如闻酒香，药性所言主治，亦不外此。癥结积聚者，水谷之积久而成也。健脾暖胃者，化水谷之效也。除化水谷之外，并无他长。今人以之常服，且云祛百病，怪甚！考造曲之法：六月六日，是六神聚会之日，用白曲百斤，青蒿、苍耳、野蓼自然汁各三升，杏仁研泥、赤小豆为末各三升，以配青龙、白虎、朱雀、玄武、勾陈、螣蛇六神，通和作饼，麻叶或楮叶包罯②，如造酱黄法，待生黄衣，晒干收之。陈久者良。药有六种，以配六神聚会之日，罯发黄衣作曲，故名六神曲。今人除去"六"字，只名神曲，任意加至数十味，无非克破之药，大伤元气。且有百草神曲，害人更甚！近日通行福建神曲，其方于六神本方中，去赤小豆，恶其易蛀，加五苓散料、平胃散料及麦芽、谷芽、使君子、榧子、大黄、黄芩、大腹皮、砂仁、白蔻、丁香、木香、藿香、香附、良姜、芍药、防风、秦艽、羌活、独活、川芎、苏叶、荆芥、防③、党参、茯苓、莱菔子、苡米、木通、茶叶、干姜、干葛、枳椇、山楂、槟榔、青皮、木瓜、薄荷、蝉蜕、桃仁、红花、三棱、莪术、郁金、菖蒲、柴胡、菊花等为末，制为方块，以草罯发黄衣晒干。此方杂乱无序，误人

----

①　曲蘖：酒母。《尚书·说命下》："若作酒醴，尔惟曲蘖。"
②　罯（àn）：覆；敷。
③　防：防字下，疑脱"己"字。

匪浅，而竟盛行一时者，皆误信招牌上夸张等语。而惯以肥甘自奉之辈，单服此克化之品，未尝不痛快一时，而损伤元气，人自不觉。若以入方，则古人之方，立法不苟，岂堪此杂乱之药碍此碍彼乎？且以药末合五谷，罨造发黄而为曲，只取其速于酿化，除消导之外，并无他长，何以统治百病？且表散之品，因罨发而失其辛香之气；攻坚之品，以罨发而失其雄入之权。补养之药，气味中和，以罨发而变为臭腐秽浊之物，伤脾妨胃，更不待言，明者自知。余临症二十年，而泉州一带先救误服神曲之害者，十居其七。如感冒病，宜审经以发散，若服神曲，则里气以攻伐而虚，表邪随虚而入里矣。伤食新病，宜助胃以克化；伤食颇久，宜承气以攻下，若服神曲，则酿成甜酸秽腐之味，滞于中焦，漫无出路，则为恶心胀痛矣。吐泻是阴阳不交，泄泻是水谷不分，赤白痢是湿热下注，噎膈是贲门干槁，翻胃是命门火衰，痰饮是水气泛溢，与神曲更无干涉。若误服之，轻则致重，重则致死，可不慎哉？唯范志字号药品精，制法妙，余与吴先生名条光同年，因知其详。可恨市中多假其字号，宜细辨之。

**藿香**　气味辛、甘、温，无毒。主风水毒肿，去恶气，止霍乱，心腹痛。《别录》

**前胡**　气味苦、寒，无毒。主痰满，胸胁中痞，心腹结气，风头痛，去痰，下气，治伤寒寒热，推陈

致新，明目益精。《别录》

**红花** 气味辛、温，无毒。主产后血晕口噤，腹内恶血不尽，绞痛，胎死腹中。并酒煮服。亦主蛊毒。《开宝》

**香附** 气味甘、微寒，无毒。除胸中热，充皮毛。久服令人益气，长须眉。《别录》

**金樱子** 气味酸、涩，无毒。主脾泄下痢，止小便利，涩精气。久服令人耐寒轻身。

**茯神** 气味甘、平，无毒。主辟不祥，疗风眩风虚，五劳口干，止惊悸，多恚怒，善忘，开心益智，安魂魄，养精神。《别录》

张隐庵曰：离松根而生者为茯苓，抱松根而生者为茯神，总以茯苓为胜。茯苓皮、茯神木，后人收用，各有主治，然皆糟粕之药，并无精华之气，不足重也。

**丁香** 气味辛、温，无毒。主温脾胃，止霍乱壅胀，风毒，诸种齿𧏾①，能发诸香。《开宝》

**蜀椒** 气味辛、温，有毒。主邪气咳逆，温中，

---

① 𧏾（nì）：虫蚀病。

逐骨节皮肤死肌，寒湿痹痛，下气。久服头不白，轻
身增年。去闭口去目。椒目同巴豆、菖蒲、松脂、黄蜡为挺，
纳耳中，治聋。

**沉香**　气味辛、微温，无毒。疗风水毒肿，去恶
风。《别录》

**乌药**　气味辛、温，无毒。主中恶，心腹痛，蛊
毒，疰忤鬼气，宿食不消，天行疫瘴，膀胱、肾间冷
气攻冲背脊，妇人血气，小儿腹中诸虫。《拾遗》

**琥珀**　气味甘、平，无毒。主安五脏，定魂魄，
杀精魅邪气，消瘀血，通五淋。《别录》

**竹茹**　气味甘、微寒，无毒。主呕哕①，温气，
寒热，吐血，崩中。《别录》

张隐庵曰：此以竹之脉络而通人之脉络也。人身
脉络不和，则吐逆而为热矣；脉络不和，则或寒或热
矣；充肤热肉，淡渗皮毛之血，不循行于脉络，则上
吐血而下崩中矣。竹茹通脉络，皆能治之。

**竹沥**　气味甘、大寒，无毒。疗暴中风，风痹，
胸中大热，止烦闷，消渴，劳复。《别录》

---

①　哕（yuě）：干呕；呃逆。

**青橘皮**　气味苦、辛、温，无毒。主气滞，下食，破积结及膈气。《图经》

**木瓜**　气味酸、温，无毒。主湿痹脚气，霍乱大吐下，转筋不止。《别录》

**枇杷叶**　气味苦、平，无毒。主卒哕不止，下气。刷去毛。《别录》

**龙眼肉**　气味甘、平，无毒。主五脏邪气，安志，厌食，除蛊毒，去三虫。久服强魂聪明，轻身不老，通神明。《别录》

**山楂子**　气味酸、冷，无毒。煮汁服，止水痢；沐头洗身，治疮痒。

**小麦**　气味甘、寒，无毒。主除客热，止烦渴咽燥，利小便，养肝气，止漏血唾血，令女人易孕。《别录》

**马料豆**　气味甘、平，无毒。生研涂痈肿，煮汁杀鬼毒，止痛。久服令人身重。

**绿豆**　气味甘、寒，无毒。主丹毒，烦热，风疹，药石发动热，气奔豚。生研绞汁服，亦煮食，消肿下气，压热。解砒石毒。用去皮，令人小壅。《开宝》

扁豆　气味甘、微温，无毒。主和中下气。《别录》

谷芽　气味苦、温，无毒。主寒中，下气，除热。《别录》

陈修园曰：凡物逢春萌芽而渐生长，今取干谷透发其芽，更能达木气以制化脾土，故能消导米谷积滞。推之麦芽、黍芽、大豆黄卷，性皆相近。而麦春长夏成，尤得木火之气，凡怫郁致成膨膈等症，用之最妙。人但知其消谷，不知其疏肝，是犹称骥以力也。

豆豉　气味苦、寒，无毒。主伤寒头痛寒热，瘴气恶毒，烦躁满闷，虚劳喘吸，两脚疼冷。《别录》

饴糖　气味甘、大温，无毒。主补虚乏，止渴，去血。《别录》

薄荷　气味辛、温，无毒。主贼风伤寒，发汗，恶气，心腹胀满，霍乱，宿食不消，下气。煮汁服，亦堪生食。《唐本草》

香薷　气味辛、微温，无毒。主霍乱腹痛吐下，散水肿。《别录》

白芥子　气味辛、温，无毒。发汗，主胸膈痰冷，

上气，面目黄赤。醋研，敷射工①毒。《别录》

**五灵脂**　气味甘、温，无毒。主疗心腹冷气，小儿五痫，辟疫，治肠风，通利血脉，女子月闭。酒研。

**虎骨**　气味辛、微热，无毒。主邪恶，杀鬼疰毒，止惊悸，治恶疮，鼠瘘。头骨尤良。《别录》

**小茴香**　气味辛、温，无毒。主小儿气胀，霍乱呕逆，腹冷，不下食，两筋②痞满。《拾遗》

**土茯苓**　气味甘、淡、平，无毒。主治食之当谷不饥，调中止泄，健行不睡。藏器治拘挛骨痛，恶疮痈肿，解汞、银朱③毒。时珍

**萆薢**　气味苦、平，无毒。主腰脊痛强，骨节风寒湿周痹，恶疮不瘳，热气。《本经》伤中，恚怒，阴痿失溺，老人五缓，关节老血。《别录》

**槟榔**　气味苦、辛、涩、温，无毒。主消谷逐水，除痰癖，杀三虫，伏尸，疗寸白。《别录》

**牵牛子**　气味苦、寒，有毒。主下气，疗脚满，

---

①　射工：传说的毒虫名，此泛指毒虫。
②　筋：疑为"胁"之误。
③　朱：原作"水"，据《本草纲目》改。

水胀，除风毒，利小便。《别录》

陈修园曰：大毒大破之药，不堪以疗内病。惟杨梅疮，或毒发周身，或结于一处，甚则阴器剥，鼻柱坏，囟溃不合，其病多从阴器而入，亦必使之从阴器而出也。法用牵牛研取头末，以土茯苓自然汁泛丸，又以烧裩散为衣。每服一钱，生槐蕊四钱，以土茯苓汤送下，一日三服。服半月效。

**忍冬**　气味甘、温，无毒。主寒热，身肿。久服轻身，长年益寿。《别录》

陈修园曰：气温得春气而入肝，味甘得土味而入胃。何以知入胃不入脾？以此物质轻味薄，偏走阳分，胃为阳土也。其主寒热者，忍冬延蔓善走，花开黄白二色，黄入营分，白入卫分，营卫调而寒热之病愈矣。其主身肿者，以风木之气伤于中土，内则病胀，外则病肿，昔人统名为蛊，取卦象山风之义。忍冬甘入胃，胃为艮土，艮为山；温入肝，肝为风木，巽为风。内能使土木合德，外能使营卫和谐，所以善治之也。久服长年益寿者，夸其安内调外之功也。至于疮毒、肿毒等症，时医重其功，而《别录》反未言及者，以外科诸效，特疏风祛湿、调和营卫之余事耳。

**马兜铃**　气味苦、寒，无毒。主肺热咳嗽，痰结喘促，血痔瘘疮。《开宝》

陈修园曰：气寒得水气入肾，味苦得火味入心，虽云无毒，而偏寒之性，多服必令吐利不止也。《内经》云：肺喜温而恶寒。若《开宝》所云肺热咳嗽为绝少之症，且所主咳嗽痰结喘促症与血痔瘘疮外症，同一施治，其为凉泻攻坚之性无疑。今人惑于钱乙补肺阿胶散一方，取用以治虚嗽，百服百死。

**钩藤**　气味微寒，无毒。主小儿寒热，十二惊痫。《别录》

**人乳**　气味甘、咸、平，无毒。主补五脏，令人肥白悦泽。《别录》

**小便**　气味咸、寒，无毒。疗寒热，头痛，温气。童男者尤良。《别录》

按：虻虫、水蛭及芫花、大戟、甘遂等不常用之药，集隘不能具载。柯韵伯抵当汤、十枣汤方论极妙，宜熟读之。

# 十药神书注解

清·陈修园 撰

俞宜年 林慧光 校注

# 内容提要

  《十药神书注解》为陈修园的代表著作之一，约成书于清咸丰六年（1856）。全书共 1 卷，是陈氏对元代葛可久所著的《十药神书》的阐发。葛氏原著，仅列治痨处方十条，陈氏结合个人临床体会，于每方及周扬俊旧注之后，重加评注，颇具独特见解，丰富了原书内容，而后学林寿萱又将书中方剂韵为歌括，则使之更臻完善。

# 校注说明

　　《十药神书注解》，约成书于清咸丰六年（1856）。全书共1卷，是陈氏对元代葛可久所著的《十药神书》的阐发。葛氏原著，仅列治痨处方十条，陈氏结合个人临床体会，于每方及周扬俊旧注之后，重加评注，颇具独特见解，丰富了原书内容，而后学林寿萱又将书中方剂韵为歌括，则使之更臻完善。

　　该书自问世以来，代有翻刻，讹误较多，今取善本校注，具体处理方法如下：

　　一、本次校注，以清光绪十年（1884）江西书局《𬭁园医书六种》为底本，以清光绪十八年（1892）上海图书集成印书局本为主校本，并参考其他各书进行校勘。

　　二、底本中确系明显之错字、俗字，或笔画小误者，均予以径改，不出校记。如系底本错讹脱衍，需辨明者，则据校本改正或增删，并出校注明。

　　三、底本与校本不一，而文义均通者，不出校，悉从底本；难予以肯定何者为是者，原文不动，出校注明。

四、底本与校本有异，属底本讹误，均予以校补，出注说明。

五、陈氏诠释经典著作，引用原文常系摘引，凡此情况，不增补，不出校；陈氏引录他书文句常有删节，或缩写改动，凡不失原意者，均置之不论，以保持原貌。

六、底本目录与正文内容有异者，互相增补，出校说明。

七、凡属生僻字、词，加注音及注释。

八、凡属通假字，原文不动，首见出注说明。

九、由于版式更改，原方位词，如"左"、"右"等一律改作"下"、"上"，不出注。

十、原书卷前有署名"姑苏葛可久编""长乐陈念祖修园注""闽东治林寿萱润甫韵"，一并删去，不出校注。

在整理本书的进程中，发现书中有些内容不尽符合今人看法，我们本着古为今用、保持原貌的原则，未予改动，祈望读者自裁。另外，限于我们的整理水平，书中难免有误，敬请读者批评指正。

# 序

　　此叶天士家藏秘书也。前此流传皆为赝本，余归田后，始得原书，重为订注，附于《伤寒论》《金匮要略》之后。盖以《伤寒论》《金匮要略》为万古不易之准绳，而此书则奇以取胜也；然奇而不离于正，故可取焉。

　　　　　　　　　　　　　　　　　　　　　　闽长乐陈念祖识

# 程 序

吾吴天士叶先生，凡治吐血症，皆祖①葛可久《十药神书》，更参以人之性情，病之浅深，随宜应变，无过不及，治无不愈。然亦治之于初病之时，与夫病之未经深入者。若至五脏遍传，虽卢、扁亦莫可如何矣！家藏此书有年，几获脉望②，故亟付梓。然书中仅列十方，世皆以方少忽之，不知十方中错综变化，有几千百方。故复采周氏③之说，使人粗晓业是者，更察"虚损"二字，分自上而下，自下而上，自不致概以六味开手矣。

古吴瘦樵程永培识

---

① 祖：效法。
② 几获脉望：意指这本书几乎被蛀掉。
③ 周氏：周扬俊。清康熙年间（1687）为《十药神书》作注，附于其《金匮玉函经二注》之后。

# 葛氏自叙一

　　夫人之生，皆禀天地之气而成形，宜乎保养真元，固守根本，则一病不生，四体轻健。若曰不养真元，不守根本，病即生矣。根本者，气血精津也。予得先师之教，万病无如痨症之难。盖因人之壮年，血气充聚、津液完足之际，不能守养，惟务酒色，岂分饥饱？日夜耽欲，无有休息，以致耗散精液，则呕血、吐痰、骨蒸、烦热、肾虚、精竭形羸、颊红面白、口干咽燥、小便白浊、遗精盗汗、饮食难进、气力全无，斯因火乘金位，重则半年而毙，轻则一载而倾。况为医者，不究其源，不通其治，或大寒大热之药，妄投乱进，不能取效。殊不知大寒则愈虚其中，大热则愈竭其内。所以世之医者，无察其情。

　　予师用药治痨，如羿之射，无不中的。余以用药次第，开列于后。用药之法，逐一条陈。如呕血咳嗽者，先服十灰散揭①住；如不住者，须以花蕊石散止之。大抵血热则行，血冷则凝，见黑则止，此定理也。

---

　　① 揭：壅。《集韵·易韵》："揭，壅也。"堵塞之意。

止血之后，患人必疏解其体，用独参汤补之，令其熟睡一觉，不要惊动，醒则病去六七矣。次服保真汤止嗽宁肺，太平丸润肺扶痿，消化丸下痰疏气，保和汤分治血盛、痰盛、喘盛、热盛、风盛、寒盛六事，加味治之，余无加法。

又服药法曰：三日前服保真汤，三日后服保和汤，二药相间服之为准。每日仍浓煎薄荷汤灌漱喉中，用太平丸徐徐咽下，次嚼一丸缓缓化下，至上床时候。如此用之，夜则肺窍开，药必流入肺窍，此诀最为切要。如痰壅，却先用饧糖烊消化丸百丸吞下，又依前嚼太平丸，令其仰卧而睡，嗽必止矣。如有余嗽，可煮润肺膏服之，复其根本，完其真元；全愈之后，方合十珍丸服之，此谓收功起身药也。前药如神之妙，如神之灵，虽岐扁再世，不过于此。

吁！世之方脉用药，不过草木金石、碌碌之常耳，何以得此通神诀要、奇异之灵也？余蒙师授此书，吴中治痨，何止千万人哉！未尝传与一人。今卫世恐此泯失，重次序一新，名曰《十药神书》，留遗子孙，以广其传矣。

时至正乙酉一阳日可久书于姑苏养道丹房

# 葛氏自叙二

余自髫稚，学业医道，考究方脉。三十余年，遍历江湖。多学广博者，不过言语、文字形容之耳；及其用药治病，皆不能捷。是以日夜苦心，用志务在中病。后遇至人①，同处三月，斯人极明医道，精通方术，用药如发矢，无不中的。余曰：必神人也！遂拜为师，得授奇方一册。阅之，或群队②者，或三、四洙者，皆余目观至人用效者也。使予如久旱逢霖，夜行得月，心中豁然。自此回至吴中，一用一捷，无不刻验，信乎奇方，可锓梓③者也。余以三余暇日④，将至人所授奇方，并日用决效之法，类成一帙，名曰《十药神书》，盖用效者，辄记录之。今西浙大痴道人与余通家之好，用礼求授，故录以奉养生济人之功用尔。

　　时至正戊子春正月三阳日可久再书于姑苏春先堂

---

　　① 至人：最高明的医生。

　　② 群队：药物众多。

　　③ 锓梓：此解释为印刷。锓，特指雕刻书板。清·叶德辉《书林清话·刊刻之名义》：“刻板盛于赵宋，其名甚繁……曰锓板，曰锓木，曰锓梓。”

　　④ 三余暇日：一切空余时间。冬者岁之余、夜者日之余，阴雨者时之余，谓之三余。

# 目　录

# 十药神书注解全卷

### 甲字十灰散

治呕血、吐血、咯血、嗽血，先用此药止之。

大蓟　小蓟　荷叶　扁柏叶　茅根　茜根　山栀
大黄　牡丹皮　棕榈皮各等分

上各烧灰存性，研极细末，用纸包，碗盖于地上一夕，出火毒。用时先将白藕捣汁，或萝卜汁，磨京墨①半碗，调服五钱，食后服下。如病势轻，用此立止；如血出成升斗者，用后药止之。

### 方歌

十灰大小蓟大黄，栀子茅根茜草根，

侧柏叶同荷叶等，棕榈皮并牡丹尝。

陈修园按：前散自注云：烧灰存性。今药肆中止知烧灰，则色变为黑，而不知"存性"二字大有深义。盖各药有各药之性，若烧之太过，则成死灰无用之物矣。唯烧之初燃，即速放于地上，以碗覆之，令灭其

---

① 京墨：京制药用墨锭。

火，俾各药一经火炼，色虽变易，而本来之真性俱存，所以用之有效。人以为放地出火气，犹其浅焉者也。然余治证四十余年，习见时医喜用此药，效者固多，而未效者亦复不少。推原其故，盖因制不如法，亦因轻药不能当此重任，必须深一步论治。审其脉洪面赤、伤于酗醉恼怒者，为火载血而上行症，余制有惜红丸，日夜三四服，但须以麻沸汤①泡服，不可煮服为嘱。审其素能保养，脉沉而细、面赤淡白、血来时外有寒冷之状者，为阳虚阴必走症，余制有惜红散，加鲜竹茹，日夜服三剂。其药之配合，散见于拙刻各种中，兹因集隘，不能备登。

### 乙字花蕊石散

五脏崩损，涌、喷血成升斗，用此止之。

花蕊石火煅存性，研为末

上用童便一钟，炖温，调末三钱，甚者五钱，食后服下。男子用酒一半，女人用醋一半。与童便和药服，使瘀血化为黄水，服此，以后药补之。每服只可一钱。潘注②。

### 方歌

花蕊石须火煅研，炖分酒醋和童便，

功能化瘀为黄水，轻用三钱重五钱。

---

① 麻沸汤：指开水。而不是麻药的"麻沸汤"。
② 潘注：潘霨所注。见《十药神书》弁言。

旧注：程瘦樵云，系周氏所注，然余以未得名号为憾。治吐血者，竞推葛可久，而先生首以二方止血，明明劫剂，毫无顾忌，细玩始知先生意之所到，理之精也。人生于阳，根于阴，阴气亏则阳自胜，上气为之喘促，咳吐痰沫，发热面红，无不相因而致。故留得一分自家之血，即减得一分上升之火，易为收拾。何今日之医，动以引血归经为谈，不可概用止血之味？甚至有吐出亦美，壅反为害，遂令迁延时日，阴虚阳旺，煎熬不止，至于不救，果谁之咎？执引经而缓时日，冀复元神，吾恐有形之血，岂能使之速生？而无偶之阳，何法使之速降？此先生所以急于止血之大旨也。

陈修园按：虚劳症，《金匮》以桂枝加龙骨牡蛎汤从肾虚以立法，建中汤从脾虚以立法，黄芪建中汤从气血两虚以立法，八味地黄丸、天雄散温其下元，从脾、肾、气血之总根处以立法，是以补虚为一大纲也；以薯蓣丸治风气百疾，虚羸诸不足，是以祛风为一大纲也；以大黄䗪虫丸治干血成痨，是以逐瘀为一大纲也。三纲鼎足，为此症不易之准绳。今葛仙翁以花蕊石散继于十灰散之后，虽云止血，实欲使瘀血化为黄水而不见血也。然自余思之，吐血既止，而离经之血蓄而不行，不可不用此散化之。若血来势如涌泉，相续不绝，竟用此散，令其尽化为水，是令一身之血俱归乌有，尚有生理乎？读书不可死于句下，此其一也。且三大纲，因虚而成痨，医书恒有治法；而因风而致者，言之颇罕；而因瘀血而致者，除仲景金匮大黄䗪虫丸、仲景小品百劳丸外，未有发明其旨，且《金匮》以薯蓣丸与大黄䗪虫丸并举，意以风气不去，则足以贼正气而生长不荣；干血不去，则足以留新血而渗灌不周，怯症种种所由来也。余治吐血诸药不止者，用《金匮》泻心汤，百试百效，其效在生大黄之多，以行瘀也。

附录：仲景百劳丸方

当归炒 乳香 没药各一钱 人参分数阙① 虻虫十四个，去翅足 水蛭十四个 炒桃仁十四粒，去皮尖 大黄四钱

蜜丸如梧桐子大，都作一服可百丸，五更用百劳水下，取恶物为度，服白粥十日。百劳水者，杓扬百遍，即甘澜水也。䗪虫，一名地鳖。

## 丙字独参汤

止血后，此药补之。

大人参二两，去芦

上每服水二盏，枣五枚，煎一盏，细呷之，服后熟睡一觉，后服诸药除根。

## 方歌

功建三才得令名，阴阳血脱可回生；

---

① 分数阙：原方没有记载分量。

人参二两五枚枣，服后方知气力宏。

旧注：凡失血后，不免精神怯弱，神思散乱。前方虽有止血之功，而无补益之力，故有形之阴不能即复，而几微之气不当急固乎？顿使独参汤，不但脱血益气，亦且阳生阴长。观先生自注云：熟睡一觉，使神安气和，则烦除而自静。盖人之精神由静而生，亦由静而复也。奈何今之医者遇吐血家，乃视参如毒耶？

陈修园按：《神农本草经》云：人参，气味甘、微寒，无毒。主补五脏，安精神，定魂魄，止惊悸，除邪气，明目，开心，益智，久服轻身延年。经文只此三十七字，其提纲云：主补五脏，以五脏属阴也。精神不安、惊悸不止、目不明、心智不足，皆阴虚为亢阳所扰也。今五脏得甘寒之助，则安之定之，止之明之，开之益之之效矣。曰邪气者，非指外邪而言，乃阴虚而壮火食气，火即邪气也。今五脏得甘寒之助，则邪气除矣。细味经文无一字言及温补回阳，何后人信从宋元无稽之说，而反疑开天明道之圣经耶？此症用至二两，以失血之后，脏阴太虚，阴虚则不能维阳，阳亦随脱，故用二两，任专力大，可以顷刻奏功，但人参虽有补虚之功，而咳嗽者忌之。乘此大血甫止之际，咳嗽未作，急急饮之。若得熟睡一夜，则血从心脏而生，沛然莫之能御，即所失成升、成斗，周时补之而有余矣；若睡未足而惊醒之，则血亦停而不生矣；若血止一二三日而始服之，不徒无益而有害。周氏旧注亦超，但以人参为补气之品，未免囿于俗见。然人参补阴，与地黄、龟板之一于补阴者不同。按其字义，参者，参也，其功与天、地、人并立为三，且能入肺，肺为一身之橐籥，谓之益气，却亦近道。程山龄谓贫者以归脾汤代之，然不如取当归补血汤二剂，入童便二茶碗，隔汤炖二炷香，取汁顿服之。

### 丁字保和汤

久嗽肺痿成瘘。

知母　贝母　天门冬　款冬花各三钱　天花粉　薏苡仁　杏仁　五味子各二钱　甘草　兜铃　紫菀　百合　桔梗　阿胶　当归　地黄　紫苏　薄荷　百部各一钱五分

上以水二盏，生姜三片，煎一盏，入饴糖一匙调服，日三食后各进一钟，与保真汤相间服。

血盛加炒蒲黄、茜根、藕节、大蓟、小蓟、茅花、当归。

痰盛加南星、半夏、陈皮、茯苓、枳实、枳壳。

喘盛加桑白皮、陈皮、萝卜子、葶苈子、苏子。

热甚加山栀子、黄连、黄芩、黄柏、连翘、大黄、款冬花。

风甚加荆芥、防风、菊花、细辛、香附子、旋覆花。

寒甚加人参、桂枝、蜡片①、芍药。

---

① 蜡片：鹿茸之顶尖，最首层之白如蜡、油润如脂者。

## 方歌

知贝款天冬各三，二钱杏薏味天花，

钱半二百阿归地，紫菀兜苏薄桔甘。

## 加减歌

归茅大小蓟蒲黄，藕节茜根血盛当。

痰盛南星陈半入，茯苓枳实壳须将。

喘加桑白陈皮等，萝卜葶苏三子详。

热甚芩连栀柏款，连翘合并大黄吞。

风加香附荆防细，旋覆菊花六件良。

寒甚加参兼牡桂，芍加蜡片不须言。

陈修园按：此方治久嗽，不过类集顺气化痰、清火解郁之品，以多为贵，绝无把柄。抑又思之，先生有道之士也，其方又得之神人，何以庸陋至此？且苏叶、桔梗、薄荷辛散，非久嗽所宜；百部、款冬苦温，非血后所宜；兜铃、花粉、杏仁，亦为中虚所忌；知母、贝母、天门冬、地黄、阿胶、百合性寒而滞，力亦轻微；其去①市肆中之问症立方，摇铃辈之笼统配合以零卖者几希耶②！然此方不见于大家之书，如明季龚太医各刻，及《万病回春》《寿世保元》等本亦载之，但方名间有不同，药品偶有增减，村医用之，往往见效。余向以病人寿算未终，总不归功于此方，亦

---

① 去：距离之意。

② 摇铃辈之笼统……几希耶：摇铃辈，指走方医。几希：有什么差别。

随见而随忘之耳。今得此书，始知礼失而求诸野<sup>①</sup>，沾体涂足中大有人焉！转悔从前之肉眼也，究竟于此方未得其旨，大抵奇之弗去而耦之，一方不去而复之<sup>②</sup>，如韩信将兵，多多益善。且其轻重大有法度，加生姜之辛温以润肺，饴糖之甘培土以生金，卓然大家，可知仙方非凡人所能窥测也。但喘盛加萝卜子，与地黄相反，临时自当去取。

### 戊字保真汤

治虚弱、骨蒸、体虚。

当归　生地黄　白术　黄芪　人参各三钱　赤茯苓　陈皮　赤芍药　甘草　白茯苓　厚朴各一钱五分　天冬　麦冬　白芍药　知母　黄柏　五味子　柴胡　地骨皮　熟地黄各一钱

每服水二盏，姜三片、枣五枚煎，与保和汤间服，每日一服。

惊悸加茯神、远志、柏子仁、酸枣仁。

淋浊加萆薢、乌药、猪苓、泽泻。

便涩加石韦、萹蓄、木通、赤苓。

遗精加龙骨、牡蛎、莲心、莲须。

燥热加石膏、滑石、鳖甲、青蒿。

---

① 礼失而求诸野：礼，法则。野，民间。从民间搜集单验方之意。

② 大抵奇而弗去而耦之，一方不去而复之：根据不同的病证，用奇、耦（偶）、复的法则，灵活配方。

盗汗加浮小麦、牡蛎、黄芪、麻黄根。

**方歌**

参芪归地术三钱，赤白茯苓朴草兼，

赤芍陈皮钱半等，味柴白芍二冬编，

骨皮熟地和知柏，各一钱加姜枣煎。

**加减歌**

骨蒸又见悸和惊，枣远茯神柏子仁。

淋浊萆乌猪泽入，遗精龙牡莲须心。

小便涩要加石韦，萹蓄木通共赤苓。

燥热青蒿石滑鳖，麻根盗汗蛎浮芪。

旧注：一名保和者，因失血之后，气血未调，率难把握。然调血者以气为主，调气者实肺为司，故大旨以泻肺中之伏热，益下焦之化源，此其治也。若和而失其所以为和，若保亦失其所以为保矣。至保真则气血之味俱等，大旨以甘温为主，甘凉佐之，而苦寒又佐之，未常禁用苦寒也，而与今日之用寒凉者异矣。曰"保真"者，大辅其正，兼泻其邪，使生机活泼，油油然而不已也。两方加法大备，然非尽用，亦姑列之，以伺去取耳，学者须知。

陈修园按：此方即十全大补汤去川芎、肉桂，加赤苓、赤芍、生地、天冬、麦冬、五味子、柴胡、厚朴、陈皮、地骨皮、知母、黄柏是也。气血双补之中，加柴胡、地骨以疏肝邪，肝火即雷火也；知母、黄柏以降肾火，肾火即龙火也；又合麦冬、五味子为生脉散，俾水天一气；又合天门冬为三才汤，以位育一身。最妙是陈皮、厚朴、甘草，入胃，宽中行滞，导诸药各尽其运动之力，而协和共济，且药品轻重得宜，大有法度。但芍药以花之赤、白别之，其根则不可辨也。药肆中另有一草，叶小根大，与芍药无异，余家山中亲见采药人握取盈囊，问之则曰："药铺所备赤芍，皆此种也。"始信《本草崇原》注云：赤芍不知何草之根。今外科、小儿科习用，害人之说，非虚语也，方中当去之。

### 己字太平丸

治久嗽、肺痿、肺痈。

天门冬　麦门冬　知母　贝母　款冬花各二两
杏仁　当归　熟地　生地　黄连　阿胶珠各一两五钱
　蒲黄　京墨　桔梗　薄荷各一两　白蜜四两　麝香少许

上为细末，和匀；用银石器先下白蜜，炼熟，后下诸药末，搅匀再上火；入麝香，略熬三二沸。丸如弹子大，每日三，食后细嚼一丸，薄荷煎汤缓缓化下。临卧时如痰盛，先用饴糖拌消化丸吞下，却嚙嚼此丸，仰卧使药流入肺窍，则肺清润，其嗽退除，服七日病痊。凡咳嗽只服此药立愈。

### 方歌

二两三冬二母如，归连二地杏阿珠，

　　各需两五余皆两，京墨蒲黄薄桔俱。

　　旧注：太平丸非正方也。先生意计周密，恐人正气渐复之后，尚留一分未尽，必有一分未妥，特于宴息①之时，噙服此丸，使人于静中不知其所以然，而药力无不到，此少许麝香之所以为神妙也。

　　陈修园按：方中润燥、化痰、养液，少佐薄荷以利气，无甚深义。唯杂以黄连之苦寒，麝香之走窜，不几令人骇而吐舌乎？而不知令人骇处，正是神仙妙用处。《神农本草经》云：黄连气味苦寒。苦为火之本味，以其味之苦而补之；而寒能胜火，即以其气之寒而泻之；一物而兼补心、泻心之妙，故凡久嗽、肺痿、肺痈，得此则火不克金而金自受益矣。《本草经》又云：麝香主辟恶气，去三虫。盖劳嗽不已，则为瘵病而生虫，非泛常之药所可治，唯麝为诸香之冠，香者天地之正气也，正能辟邪而杀虫；瘵病之有虫，如树之有蠹，唯先去其蠹而后培其根，则发荣滋长矣。况咳嗽不离于肺，肺有二窍：一在鼻，一在喉。肺窍宜开不宜闭，喉窍宜闭不宜开；今鼻窍不通，则喉窍将启而为患，必得麝香之香气最盛，直通于鼻窍而开之，则呼吸顺而咳嗽之病根除矣。旧注未阐出所以然之妙，今特补之。

---

　　①　宴息：宴同"晏"。《小尔雅·广言》："晏，晚也"。即晚间休息。

### 庚字沉香消化丸

治热嗽壅盛。

青礞石　明矾飞，研细　猪牙皂角　生南星　生半夏　白茯苓　陈皮各二两　枳壳　枳实各一两五钱　黄芩　薄荷各一两　沉香五钱

上为细末和匀，姜汁浸神曲为丸，梧桐子大，每服一百丸，每夜临卧前饴糖拌吞，嚼噙太平丸，二药相攻，痰嗽除根。

### 方歌

南星皂半茯苓陈，礞石明矾二两均，

枳实壳皆需两五，薄芩一两五钱沉。

旧注：人见此数味或畏其很①，即予亦嫌其峻，然先生注云：热痰壅盛乃以此治，其不致壅盛者，稍稍减服四五十丸可也。况前先服独参，继用保真，则神气亦渐复矣，暂用几服，胡为不可？若情形消瘦者，未可用也，是又在学者临症自明耳。

陈修园按：此方即滚痰丸去大黄，加明矾、皂角、南星、半夏、茯苓、陈皮、枳壳、枳实、薄荷叶是也。方面略同，而功用则有南辕北辙之判。彼以大黄领各种化痰之药，从大肠一滚而下，而不知不得痰之所在，徒下其粪，则反伤胃气也。盖痰者水也，水者气也。水性下行，得火则上沸而为痰，方中所以取用黄芩以

---

① 很：通"狠"。

清火。水非气不行，气滞则水亦滞，遂停瘀不行而为痰；方中所以取用沉香、陈皮、枳壳、枳实等药，重重迭迭，以顺气、化气、行气。且水泛滥则患大，由于地中行则天下安，方中取半夏、南星之辛温，茯苓之淡渗，以燥治湿，即以土制水之义。语云：见痰休治痰，是也。方中唯礞石化痰为水，质重而力大；薄荷利气化痰，体轻而行速；二味为治标之药，亦轻重各得其宜。最妙是明矾、皂角二味，凡水浑浊，入明矾搅之，则浊者立刻转清矣；衣服污秽，以皂角洗之，则污者随涤而净矣；古人制方之周到如此。所疑者虚劳之症，不能当此峻剂，然病重药轻，多致误人。喻嘉言讥为"养杀"，不如筹一生路，而为破釜沉舟之计，尚有余望。每见痰嗽不绝，肌骨消瘦，声哑骨蒸，五更更热而汗出，早饭后，皮肤虽热而脊背畏寒，手指微冷，此痨损既成，十不救一之症。医者议论互异，而一种迂儒谓肺虚液少，但云保肺，尤其浅也。必以六君子汤、归脾汤、补中益气汤之类常服，土旺自可生金，毋区区于保肺；因前病金受火克，但知清心，治其末也，必以六味地黄汤、琼玉膏、三才汤、都气丸、八仙长寿丸之类常服，脾①水足自能济火，毋汲汲以清心。此为东垣、立斋之法，人人信服而不疑。且有更进一步，自夸为得张景岳之心法，谓真水为元

----

① 脾：疑为"俾"字之误。

阴，真火为元阳，皆根于命门，元阴之水，中生艮土而上润肺金。元阳之火，中生坤土而上通心火，阴阳互根而不相离。六味汤、丸，左归饮、丸，八味汤、丸，右归饮、丸皆为极品，自此说一行，而虚劳之症，十患九死；曷不思脾为诸脏之母，当无病时，常服补药，尚难进其饮食，长其肌肉；至虚损病笃之时，将何法补其不足，且能令其有余以生金耶？肾为寿命之根，当无病时，常服补药，尚难充其精气，强其腰膝；至虚损病笃之时，又何法补其不足，且能令其有余以济火耶？乡愿为德之贼，吾谓庸医之阴毒，更甚妄医之阳毒也。近日更有袭取叶天士一派，遇有感冒，即用前胡、干葛、杏仁、桑叶、桔梗、紫苏、防风、茯苓、橘红、苏法夏、神曲、谷芽、麦芽、山楂炭、甘草为主方。头痛加川芎、白芷；身痛加羌活、秦艽；咳嗽加紫菀、百部；口渴加麦冬、花粉；小便短少加滑石、木通、泽泻、猪苓；腹胀加厚朴、枳实、萝卜子、砂仁壳；皮肤作痒加蝉退、白蒺藜、连翘；喉痛加元参、射干、牛蒡子、贝母；寒热往来加柴胡、酒芩；腰膝痛加牛膝、杜仲；脚肿加木瓜、防己；病从怫郁则加黑郁金、香附；发热不退加白薇、地骨、青蒿、白芍；数日未愈，曰当略调其气血，加当归、酒芍、何首乌、干地黄、丹参、沙参等出入互用；至于久病虚人，则以辽东海参、燕窝、鲍鱼、谷芽、首乌、炙草等为主；其参、术、芪、苓、二地、桂、附、吴黄、炮姜等随症加入；而金银花炭、枸杞炭、菊花炭、白术炭、地黄炭、鲜桑枝、金银花藤、泡淡干姜、生姜渣、泡淡附子、泡淡吴茱萸、秫稻根须、鳖血、柴胡、五色石芸、冬瓜子整个、生扁豆、黑稆豆皮、绿豆皮、西瓜翠皮之类。曰：我是叶天士一派，与恒法不同。而不知叶天士居江苏，该处人腠理较薄，外邪易入而亦易出，不用仲景正法，故于《伤寒论》一部，未得师授，议论其觉隔靴，其于杂症，胸中颇有书卷，加以绝世聪明，临症甚多，所以名噪一时；而虚劳一症，专祖《十药神书》，不必全用其方，神而明之，信手拈来，头头是道，何若辈仅于《临症指南》中食其糟粕，而伪托之也耶？

### 辛字润肺膏

久嗽，肺燥，肺痿。

羊肺一具　杏仁净研　柿霜　真酥　真粉各一两
白蜜二两

上先将羊肺洗净，次将五味入水搅粘，灌入肺中，白水煮熟，如常服食。前七药相间服之亦佳。

### 方歌

真粉真酥并柿霜，杏仁净研两平当，

蜜加二两调粘用，灌入肺中水煮尝。

旧注：血去则燥，燥则火旺，肺必枯；欲从肾源滋水而不先滋水之母，有是理乎？然肺为多气少血之脏，故一切血药概不欲用。以羊肺为主，诸味之润者佐之，人所易能也；若以真粉之甘寒，不独凉金，且以培土，人所未知也。

陈修园按：方中真粉，即《伤寒论》猪肤汤之白粉也。本文未明为何粉，一说即天花粉，主滋润肺金，取金水相生之义；一说即粳米粉，以少阴之水火交会于阳明中土，粳米补阳明中土，交水火而止烦躁，而且藉土气以生金；二说俱有深义。余每用则从后说，今读先生此方，又阅周氏所注，真白粉即天花粉无疑。

嘉庆丁巳岁，余应兴泉观察阿公、泉州郡伯张公聘，主清源书院讲席。日者用天花粉一味，药铺送白粉一包，其色晶莹洁白，迥出诸药之上。余传问之，答曰：此物最贱，而制造却难。惟冬月叶落，其气尽归于根，掘取，以法取汁，和水淘洗，澄之，晒干收贮，才有如此宝色。若无此色，恐伪物弗效，不如止用天花粉片之较妥也。今先生加一"真"字，何等郑重其辞！推而论之，《金匮》于虫病，制有甘草粉蜜汤以杀虫，若虚劳久嗽，为瘵虫蚀肺；铅粉性毒，能杀三虫，今杂于蜂蜜、柿霜、羊肺之中，诱虫食之，旋而甘味尽、毒性发，而虫患除矣。此非正解，亦可备之，以启悟机。

## 壬字白凤膏

一切久怯极虚惫，咳嗽吐痰，咯血发热。

黑嘴白鸭一只　大京枣二升　参苓平胃散一升　陈煮酒一瓶

上将鸭缚定脚，量患人饮酒多少，随量以酒烫温，将鸭项割开，滴血入酒，搅匀饮之，直入肺经，润补其肺。却将鸭干挦去毛，于胁边开一孔，取去肠杂，拭干；次将枣子去核，每个中实纳参苓平胃散末，填满鸭肚中，用麻扎定；以砂瓶一个，置鸭在内，四围用火慢煨，将陈酒煮作三次，添入煮干为度，然后食。枣子阴干随意用参汤化下，后服补髓丹，则补髓生精，和血顺气。

**方歌**

参苓平胃散一升，京枣二升酒一瓶，
黑嘴白毛肥鸭一，照方如法制来斟。

陈修园按：怯而日久，虚极而惫，而且咳嗽不已，则肺日因嗽而动扰矣；吐痰不已，则肺因痰而壅滞矣；咯血发热，壮火食气，不特肌肉消瘦，而且气衰言微矣；此为极症，恐非无情之草木所能治，故用黑嘴白鸭一只为君。盖以毛白者，味较清而入肺；嘴黑者，骨亦黑而入肾；取金水相生之义，亦资异类有情之物以补之也。最妙入京枣二升，取其甘温以补胃；平胃散一升，取其消导以转胃；胃为五脏六腑之本，胃安则脏腑俱安，与保真汤佐以厚朴同义。叶天士于此书亦参透其旨，但其方随症加入，以致学徒刊刻汇案，用厚朴者，于虚痨门止收一方。意者，中人以下不可以语上，重其道而不轻传欤！修园则异于是。

### 癸字补髓丹

久痨虚惫，髓干精竭，血枯气少，服煎药愈后，服此药。

猪脊膂一条　羊脊膂一条　团鱼一枚　乌鸡一只

四味制净，去骨存肉，用酒一大碗于砂瓮内煮熟，擂细再用后药：

大山药五条　莲肉半斤　京枣一百枚　霜柿十个

四味修制净，用井花水一大瓶，于砂瓮内煮熟，擂细，与前熟肉一处，用慢火熬之，却下：

明胶四两　黄蜡三两

上二味逐渐下，与前八味和一处，研成膏子，和平胃散末、四君子汤末，并知母、黄柏末各一两，共一十两，搜和成剂。如十分坚硬，入白蜜同熬，取起放青石上，用水捶打如泥，丸如梧桐子大，每服一百丸，不拘时候，枣汤下。

### 方歌

猪羊脊膂鸡团鱼，煮擂宜当去骨需。

霜柿十枚京枣百，建莲八两五条薯。

熟和前味熬文火，黄蜡明胶渐入诸。

知柏四君平胃末，各加一两制丸茹。

陈修园按：久痨虚惫，髓干精竭等症……服煎药愈后服此药，二十字，是为虚痨既愈症，筹一善后之计，实为虚痨穷极症，觅一回春之路也。虚痨至六极之候，凡和解、温凉、补泻之药，无不历试，初服间或少效，久之无不增剧，名医俱束手无策，然药以治病，食以养人二语，参透大有妙义。盖得病日久，日在药中，禾黍之肠，改充杂草，肠胃之所恶者，药也；若更以药投之，是重困之而不能堪矣！先生用山药、莲肉、京枣、霜柿，取日食之果菜，以悦脾胃之性情；用猪髓、羊髓、团鱼、乌鸡、牛胶，日用之肉食，以充脾胃之虚馁；即扁鹊所谓：损其脾者，调其饮食。《内经》所谓：精不足者，补之以味是也。惟方中黄蜡一味，俗医见之无不惊骇。《本草备要》谓服此物着于肠胃，令人泻利不止，而不知此物性涩，岂能作泻？威喜丸用此熔化为丸，王晋三注云：黄蜡性味缓涩，有续绝补髓之功，专调斫丧之阳，分理溃乱之精，故为元阳虚惫，遗浊带下之神品。俗传《本草》之害人，往往如此。况此丹尽属骨肉有情之品，温养吾身之气血，与无情之草木悬殊。叶天士用人乳粉、秋石霜、血余灰之类，引人身之膏脂，以为继续之计，亦由此方中悟出。若紫河车污秽有毒，服之无不发热减食，岂非惑于以人补人之说，忍心害理，适以自戕也耶？

又按：明胶是取嫩肥黄牛皮，以河水制造为之；或用牛肉煎法，去滓再熬成膏，每斤入姜制半夏末二两，名为霞天膏，治痨伤久嗽。乾隆丁未，余肆业鳌峰书院，孟瓶庵师言其督学四川时，患嗽数月，同寅制馈，因素不食牛，拜受而不敢尝。署中阅卷张友患痰症二十余载，喜而尝之，胶痰成块，吐出甚多，半月全愈，身体立见壮健。附志之，以广其传。

旧注：人若色欲过度，伤损精血，必生阴虚火动之病。睡中盗汗，午夜发热，哈哈咳嗽，倦怠无力，饮食少进，甚则痰涎泄血，咯吐出血或咳血、吐血、衄血，身热脉沉数，肌肉消瘦，此名痨瘵，最重难治，轻者用药数十服，重者期以岁年。然必须病人惜命、坚心定志、绝房室、息妄想、戒恼怒、节饮食，以自培其根，此谓内外交治，可获全功。

周氏总注：予读此十方，俱出人意表，其间次第缓急，可为千百世法，即不必十方并用，要无能出其范围者矣。一方之中，自得肯綮，即不必全用其药，亦可细推其理矣。乃今日之治血症者，辄用六味地黄增减，冀其收功，皆由《医贯》入手，而未尝从《神书》体会者也。彼之足少阴肾水衰则火炎为患，壮水之主，可镇阳光。孰知人之患此病者，肾阴虚固多，而他因者亦复不少。假如从劳役饥饱而得者，其伤在足太阴脾矣；从忧患而得者，其伤在手少阴心矣；从嗜饮而得者，其伤在手太阴肺矣；从愤怒得者，其伤又在足厥阴肝矣。此足致吐血、咳血、咯血等症，岂一壮水可以胜其任乎？总之，人身之血，附气而行者也。一脏伤，则气必不调，而血遂溢于外；故逆则上出，坠则下行，滞则阻痛，寒则凝，热则散，此自然之势也。后之君子，于诊视之际，闻问之余，斟酌而得其情否乎？果能于此着眼，视其病之所伤在何脏，脉之所伤在何部，时之所值在何季，思过半矣！曾治一咯血之人，平日极劳，每咯紫黑色俱成小块者，然必是饱食则多，少食则少，不食或少或无，余以韭汁、童便制大黄治之，二服而安，后以补中益气汤加血药而愈。知者以为怪妄，予谓极平常，盖实从《神书》究心，而置《医贯》为谈料者也。

**附：平胃散方**

厚朴姜制，炒　陈皮去白，各五两　苍术去皮，米泔浸炒，八两　炙甘草三两

本方加人参、茯苓各二两，即名参苓平胃散。

**四君子汤**

人参　白术　茯苓各二两　炙甘草一两

# 跋

姑苏葛可久先生，精通方术，与丹溪朱彦修齐名。所著《十药神书》，专治虚损，虽编中仅列十方，而用药之次第，逐一条陈。吴航陈修园谓其奇而不离于正，诚哉是言也！顾前此流传皆为赝本，修园解组后，始得原书，重加注解，将刊附于《伤寒论》、《金匮要略》之后而未果。乙卯岁，萱从旧书坊中得一钞本，于今三年矣，遍询方家，俱无是书，萱不敢私自秘藏，因并作汤方俚歌，亟谋付梓，以广其传，庶不负先生寿世寿人之意云尔。

咸丰岁次疆圉大荒落季冬后学林寿萱谨跋

# 附：《十药神书》弁言①

　　余奉使渡台后，感受海外瘴疠，吐血咳嗽，公余缙阅是编，照方试服，不旬日血止而嗽亦平矣，深服是编十方治法为切中窾要②。盖吐血原于肺胃上逆，十灰散用柏叶以敛肺，大黄以降胃，牡丹皮、山栀等味以泻肝胆之火，然后清金补土，固其营卫，以次奏功，焉得不愈？经陈修园先生逐方详注，极为精当。余又以己意及名人所论，随笔添注于上。汪子用大令③索阅是编，读而好之，用之有效，因为付梓，剞劂既竣，并乞弁言。

　　　　　　光绪己卯秋吴潘霨书于鄂署之精白堂

---

　　① 本文引自《韡园医书六种·十药神书》的弁言。
　　② 窾（kuǎn 款）：中空；其中。
　　③ 大令：对县官的尊称。